這樣做，

跟 近視

說 *ByeBye*

董子獻、周行濤◎著

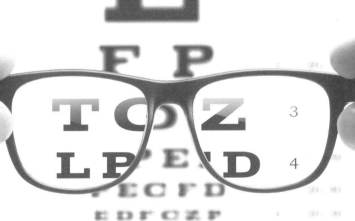

目錄

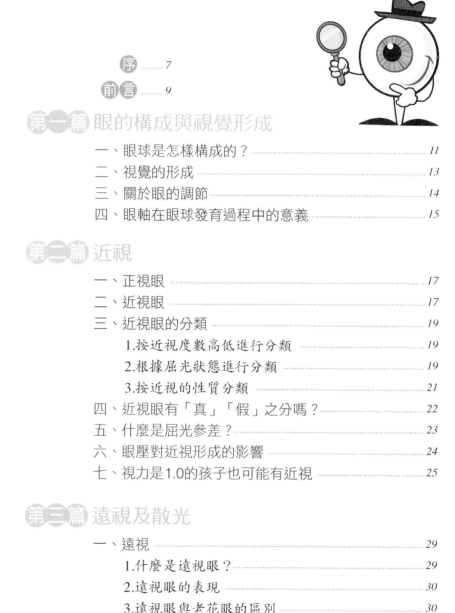

目錄

CONTENTS

CONTENTS

第九篇 近視眼的手術治療

第十篇 近視眼的預防

第十一篇 弱視

序

　　在感覺世界中，視覺可被認為是感覺之首。人們常說：「眼見為實，耳聽為虛。」唐代大詩人杜甫絕句「兩個黃鸝鳴翠柳，一行白鷺上青天；窗含西嶺千秋雪，門泊東湖萬里船。」裡，「鳴」是聽覺，「含」是味覺，「泊」是觸覺，早春的氣息是嗅覺，都是在為享受生機勃發的自然美景的視覺作鋪墊。就視覺而言，它由光覺、形覺和色覺三要素組成。「積雪」是光覺，「船」是形覺，「黃」襯「翠」，「白」襯「青」，把色彩鮮明的色覺也顯露無遺。閱讀這首即景小詩，怎麼不為大自然的美景所陶醉，怎麼不期待有一雙好視力！

　　寫作一本好的科普書籍，絕不比寫作一本高品質的專業書籍容易。這是因為它要用通俗生動的語言，準確無誤地科學介紹清楚深奧的專業知識，讓大眾吸收運用。例如，現今的屈光手術進展迅速，使許多戴眼鏡的朋友得以脫去眼鏡。但這類手術的名稱與技術特點繁多，作為一本好書，不僅要讓廣大的非專業讀者，除能清晰明瞭各手術的原理與特點外，還能根據自身的情況，較正確地判斷出哪個手術最適合自己。

　　一本好的科普書籍，還在於科學性地理清該領域中一些模糊或錯誤的概念，教讀者輕鬆分辨哪些是科學的、哪些是不科學，這點在近視眼的防治中更是重要。

　　大家都知道，世界各國近視眼防治形勢嚴峻，越防治患者越多，其中的一個重要原因是：近視眼的分類、發病機制、防治聚焦點等都有許多模糊之處。例如，把已經陳舊過時的調節過強理論作為兒童近視發生與發展的主軸來對待，為此就把放鬆調節作為防治的核心措施來實行；或是明明知道漸進多焦點眼鏡是為老年人設計的，偏偏要在兒童近視防治中大力推廣，還美其名為「防近鏡」、「減疲勞鏡」。殊不知，近年來，兒童近視眼的發生與發展的主要理論，已被調節遲緩與旁中心離焦理論所替代。

　　本書的作者，一直活躍在視光學臨床及教研工作的第一線，有強烈的使命感與責任感，以上述期望為目標，努力寫好這本書，希望能為國人提供一副好視力盡綿薄之力。

前言

　　患近視眼民眾的比例在我國乃至全世界均呈現逐年上升的趨勢，全球有著數以億計的近視患者，這使得近視成為一個涉及諸多領域的社會、醫學問題，且正耗損大量的社會人力、物力資源。

　　面對這樣一個帶有社會性的世界醫學難題，自然需要彙集人類社會的集體智慧來共同應對。這其中，醫學工作者、家長、老師、兒童青少年更是直接參與者。

　　醫學科學總是不斷推陳出新。由於近些年有關近視眼的新理念、新技術不斷出現，故本書立足從醫學的基礎入手，從科普的視角展現，把今天已認知的近視、遠視、弱視的發病基本原理，基本防治方法，以及近年一些新的理念，介紹給基層社區醫生、眼睛保健工作者、幼稚園、學校老師和廣大的家長及兒童青少年朋友。他們當中不少人不但想知其然，更想知其所以然，這也是我們的願望所在。

　　祝願所有國人都有一雙明亮美麗的眼睛！

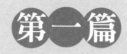

第一篇

眼的構成與視覺形成

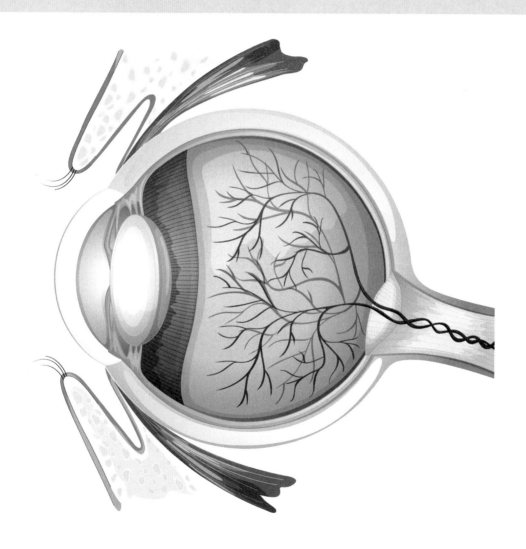

一、眼球是怎樣構成的？

我們的眼睛近似球形。在我們眼球表面最前方透明的膜性組織是角膜，它是光線進入我們眼球內的第一站。正常的角膜表面規整透明，因而我們可以透過它看到其後方棕色帶有紋理的虹膜和中央黑色的瞳孔（即通常所說的「黑眼珠」）。角膜周圍白色部分主要是鞏膜，即我們通常說的「眼白」，主要由彈性纖維等組織所構成，鞏膜表面有一層軟的膜樣組織，稱之為結膜。其下尚有一些筋膜組織，與鞏膜組織一同起著保護眼球內部組織的作用（圖1-1）。

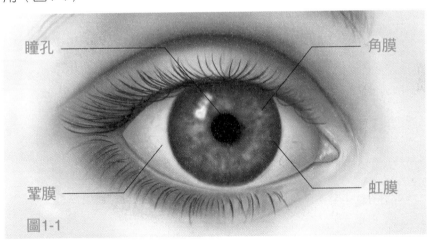

圖1-1

從剖面看，我們的眼球就如同一架照相機（圖1-2）。

眼球最前方的角膜就如同照相機鏡頭前的玻璃，虹膜就如同相機的光圈，晶狀體可以通過改變自身曲率，從而使我們看近看

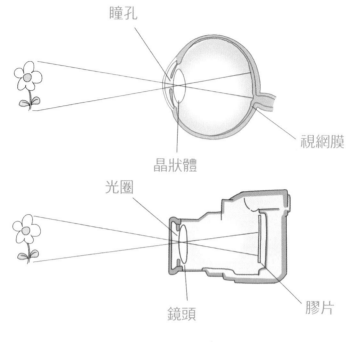

圖1-2

遠都能清晰自如，就像自動變焦的鏡頭。

晶狀體之後有一透明的膠凍狀組織，稱之為玻璃體。它充斥著整個眼球內腔的後部，並和視網膜相貼，具有透光、支撐、維持眼內壓和眼球形狀等作用。在角膜-虹膜-晶狀體-玻璃體之間的空隙裡充滿了液體，稱之為房水。

視網膜就猶如相機中的膠卷，光線經過之前的一系列眼球結構之後，在視網膜上形成物像（倒像），並由視神經傳輸到大腦的視覺中樞後產生視覺，而形成物像（正像）。

◉ 二、視覺的形成

　　人眼視覺的形成是一個非常複雜的過程。簡單說就是：光線通過眼角膜和晶狀體等聚焦作用，在視網膜上投射出物體的像（倒像），視網膜對這些顏色資訊轉為電信號通過視神經，傳輸給大腦視覺中樞，人就能夠感知物體的形狀了（正像）（圖1-3）。

外界光線　　　　　房水
————→ 角膜 → 瞳孔 → 晶狀體 → 玻璃體 → 視網膜（形成物象）
　　　　　　　　　　　　　　　　　　　　　　　　　　↓
　　　　大腦視覺中樞（形成視覺）←—— 視神經

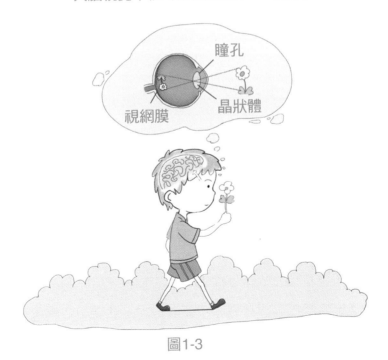

圖1-3

　　形成視覺的這一過程環環相扣，在光線經過眼球各個內部結構時，只要其中有任何一個結構發生異常，就有可能對我們的視覺產生影響。因此，視覺異常也是眼科疾病中常見的症狀，甚至往往是首要表現。也就是說，視覺異常可能預示著眼睛某一部位的組織發生了異常。所以，當您發現看東西模糊不清、視野有缺損或發覺物體扭曲變形等一系列異常時，建議您及時就醫。

◉ 三、關於眼的調節

　　人的眼睛就好比一架精密的自動對焦照相機。當我們看遠處景物時，眼球內的晶狀體會主動變平，屈光力減少，使遠處物體折射的光線進入眼內後，恰好聚焦在視網膜上，使我們得到清晰的遠處物像。當我們轉而看近時，眼球內的晶狀體會主動變凸，屈光力增加，使得近處物體的光線進入眼球後也恰好聚焦在視網膜上，而得到清晰的近處物像。

　　眼的這種為看清近物而改變眼屈光力的功能稱為眼的調節功能，也就是所謂眼的調節。眼的調節作用主要依賴於晶狀體這種變凸的變化能力，而晶狀體的彈性是產生這種曲度變化的基礎。

　　青少年兒童因晶狀體彈性較好，在長時間近距離用眼後，由於晶狀體長期處於變凸狀態，屈光度增加，此時只適合視近物，而難以看清遠物，此即為調節痙攣。

老年人因晶狀體逐漸老化使得彈性逐漸變小，在近距離用眼時，晶體曲度之改變較慢或難以改變，屈光度增加不夠，從而導致看近物時發生困難，此時的眼球就好比是一台相對定焦鏡頭的相機，只能看清遠物，而看不清近物。此即稱為「老花眼」。

◉ 四、眼軸在眼球發育過程中的意義

人在生長發育過程中最顯著的變化是身高的增長，同樣，眼球在發育過程中最顯著的變化是眼軸（眼球前後徑）的延長。

人在出生時的眼軸長度大約是18mm。和人的身高發育一樣，眼球生長發育最快速的時期也是在全身生長發育最快速的時期，即嬰幼兒期（0~3歲）和青春期（15~18歲）。在這兩個階段，也是眼軸生長最快速的階段。那麼，眼軸的延長又意味著什麼呢？

剛出生的正常嬰兒眼軸較短，且是遠視眼。隨著眼球不斷發育，眼軸不斷延長，遠視度數慢慢降低，逐步朝正視眼發展。而眼軸的延長，一般也和身體的生長發育相一致。一般人到18~20歲時身體發育趨於穩定和停止，而此時眼軸延長的速度也趨於停止（一般為23.5mm左右）。在這段時間內，如果眼軸生長失控，就會出現屈光不正。醫學研究證明：眼軸長度每增加1mm，近視度數就會增加約300度。因此，眼軸的長度往往是眼球發育程度最具代表性的指標之一。

第二篇

近視

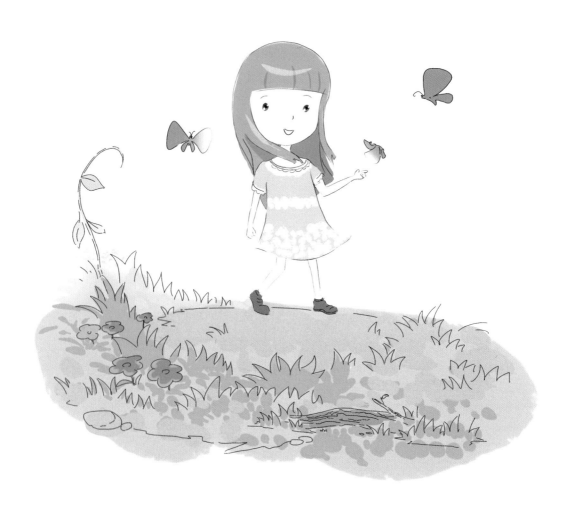

一、正視眼

當眼球處於完全放鬆（無調節）狀態下，5公尺遠的物體發出的平行光線進入眼內，通過眼的屈光系統正好聚焦於視網膜上，即屈光度為零。這樣一種屈光度為零的狀態，我們稱之為正視眼（圖2-1）。

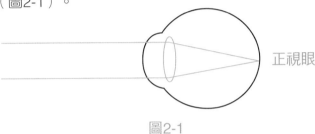

正視眼

圖2-1

二、近視眼

當眼球在調節靜止狀態下，來自5公尺以外的平行光線經過眼的屈光組織之後，焦點落在視網膜前方，不能準確在視網膜上形成清晰的物像，即稱之為近視眼。

人並不是一出生就是正視眼。醫學研究發現，嬰兒出生時一般都為遠視眼，其光線聚焦在視網膜之後。隨著嬰兒眼球的發育，其物體反射光焦點慢慢靠近視網膜，並逐漸聚焦在視網膜上，大約到學齡期趨於正視眼。如果這一正視化過程進展過度和失調，光的焦點進一步前移而聚焦在視網膜之前，就形成了近視

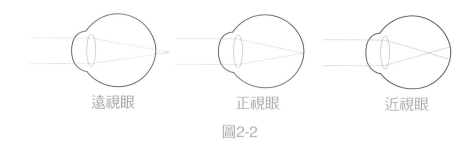

| 遠視眼 | 正視眼 | 近視眼 |

圖2-2

眼。因此，學齡前兒童有輕微的遠視眼是正常現象（圖2-2）。

　　如果這一過程進展明顯滯後，遠視度數過高，也會造成視物模糊；相反，如果這一過程進展過快，會發生近視，同樣會對孩子眼球的正常發育有影響，造成視物不清。近視眼主要表現為：看遠處物體模糊不清，看近處物體相對清晰。

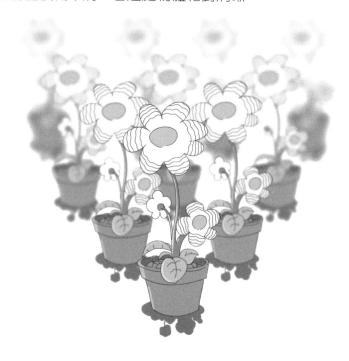

三、近視眼的分類

關於近視眼的分類，目前尚無統一的標準。常採用如下方法進行分類：

1.按近視度數高低進行分類

●**低度近視**：屈光度低於-3.0D（即300度以下）的近視。

●**中度近視**：屈光度在-3.0~-6.0D之間（即300~600度）的近視。

●**高度近視**：屈光度高於-6.0D（即600度以上）的近視。

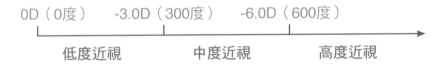

0D（0度）　　　-3.0D（300度）　　　-6.0D（600度）

低度近視　　　　中度近視　　　　高度近視

2.根據屈光狀態進行分類

●**軸性近視**：是指眼的各屈光成分基本正常，但眼軸（眼球前後直徑）偏長。造成光線焦點落在視網膜之前，大多數近視可歸於軸性近視（圖2-3）。

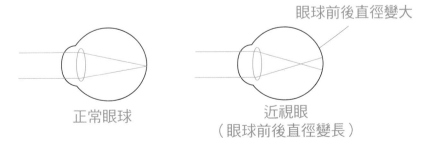

眼球前後直徑變大

正常眼球　　　　　近視眼
（眼球前後直徑變長）

圖2-3

●**屈光性近視**：指眼的屈光間質的屈光力過強，而眼軸正常。例如，一些早期白內障患者因為晶體密度增加，整個眼球的屈光力會增強，會有一定近視度數的加深（圖2-4）。

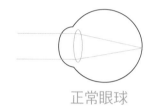
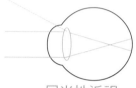

晶狀體密度增大

正常眼球　　　　　　　　　屈光性近視
（眼的屈光間質屈光力增強）

圖2-4

●**曲率性近視**：主要是由角膜或晶狀體曲度增大造成，如大角膜或小角膜、角膜移植術後、球形晶體或小晶體等（圖2-5）。

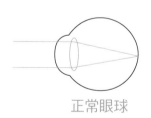
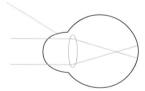

角膜曲度變大

正常眼球　　　　　　　　　圓錐角膜
（因角膜過凸，造成近視度增加）

圖2-5

●**調節性近視**：長時間近距離的用眼，會過度使用調節，晶狀體長期處於過凸狀態，出現調節緊張或調節痙攣而引起的近視，經休息或使用睫狀肌麻痺劑後，近視狀態消失，這種現象稱為調節性近視，也曾被稱為「假性近視」（圖2-6）。

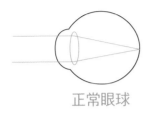

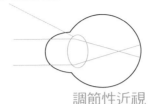

正常眼球　　　　　　　　　　調節性近視
　　　　　　　　　（晶狀體長期處於調節痙攣的過凸狀態）

圖2-6

3.按近視的性質分類

這種分類被臨床認為是最有實際意義的分類方式。

●**單純性近視**：絕大多數發生於青少年時期，進展緩慢，屈光度較低，矯正視力佳，隨著身體發育的停止，近視眼的進展趨於穩定或停止，這類近視稱為單純性近視。大多數後天性近視可歸於此類。

●**病理性近視**：其特點是出生時或出生後早期即發生，遺傳因素更顯著。當身體發育停止時，近視眼仍然不斷發展。病理性近視的特徵：①發展快：呈持續進行性加深，青少年時期近視程度進展明顯；②近視度數高：一般在-6D（600度）以上；③眼軸明顯延長：眼底病變早期出現並呈持續進行性加重；④視功能明顯受損：遠視力低下，常不能完全矯正（即戴上最適合的眼鏡也難以看清視力表1.0或1.0以上視標）。大多數病理性近視的患者近距離視力尚可，嚴重者近視力也低於正常。最後甚至導致失明。

●**併發性近視**：是全身疾病或眼部疾病的一個組成部分。如

馬方綜合症、先天性青光眼等。

由於近視的病因很多，不同類型的近視其治療方式也不盡相同。所以，一旦發現您的孩子或家人患近視時，應及時到眼科就診，尤其是病理性近視患者常會併發其他眼部疾病，更需要密切隨診觀察，及時處理一些併發症。

◉ 四、近視眼有「真」「假」之分嗎？

我們必須知道，在眼科學的教材中並無「真性近視眼」這一概念。

然而，「假性近視」一詞曾經家喻戶曉。一般認為，所謂「假性近視」只是近視眼形成過程中的一種調節現象：表現有近視，靜止屈光為正視。它不能與近視眼的基本概念相提並論。

事實上，現今的眼科醫生一般已不再將「假性近視」作為屈光狀態的常規診斷。但在社會大眾之中，「假性近視」仍時常被提及。例如：在眼科門診中，當醫生告知家長，孩子患有近視時，許多家長經常會問的第一個問題是：是真性近視還是假性近視呀？而每當這時，醫生常難以一一去答覆。這是因為，眼調節過強或調節正常均可作為「假性近視」對待，處理過程中也容易發生混淆，況且它們都屬於單純性近視的範疇。因而，國際上近20年來，在眼科專業領域中，基本不用「假性近視」這一名稱。

醫學科學總是不斷進步的，那就讓我們適應這一新趨勢，正所謂與時俱進。

五、什麼是屈光參差？

屈光參差，通俗地講就是雙眼的屈光度數不一致。一般來說，人兩眼的屈光度數普遍存在輕度的差異，完全一致者少。但這種差異超過一定程度就會對視覺產生影響。

屈光參差有多種類型：

1.可表現為兩眼屈光性質的不同：一眼近視，另一眼正視或遠視；一眼正視，另一眼近視或遠視。

2.兩眼屈光性質相同而屈光度的不同，即雙眼都是近視或者都是遠視，但雙眼的屈光度數不同。

醫學上把屈光參差分為生理性和病理性。其中病理性屈光參差指：兩眼屈光度相差值為球鏡≥1.50D（雙眼度數相差150度以上），柱鏡≥1.00D（雙眼散光相差100度以上）者。

如果屈光參差超過一定範圍（多數認為相差250度以上），在兩眼注視目標時，運用相同度數的調節力會出現一眼可以看清目標，另一隻眼的視力是模糊不清的狀態，這樣就會發生雙眼融像困難，即不能形成雙眼單視（即兩眼看同一個物體）。患者只能用視力好的眼注視目標，此稱為單眼視。視力較差的一隻眼長

期處於廢用狀態，依據「用進廢退」的法則，這將導致視力較差的一眼易於形成弱視或斜視。

對於這類兒童應儘早矯正屈光不正，鞏固其雙眼視力，防止斜視和弱視的出現和發展。同時進行周密的眼肌平衡檢查，已有斜視的患兒應酌情給予相應治療。對已有弱視的患兒，治療方法主要有配鏡（框架眼鏡或隱形眼鏡）及視覺遮蓋訓練等。屈光參差患者，矯正屈光不正採用角膜接觸鏡（即隱形眼鏡）效果優於普通框架眼鏡。

六、眼壓對近視形成的影響

有學者認為，眼壓在近視的形成過程中起到了一定的作用。所謂眼壓，是指眼球內部的壓力。它是眼內容物對眼球壁施加的均衡壓力（圖2-7）。

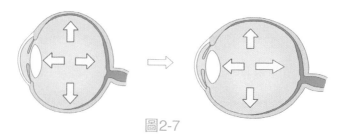

圖2-7

正常人的眼壓在一定範圍內維持穩定，以維持眼球的正常形態和生理功能。正常眼壓值為11~21mmHg（1.47~2.79kPa）。

有研究發現，當眼睛持續看近時，會出現眼內組織的充血，眼球壁的內壓力也相應增加，從而進一步促進眼軸被拉長。這就好比氣球一樣，如果氣球中的氣壓慢慢增高，氣球也會逐漸膨脹變大，氣球的直徑會比原先更長。

青少年處於生長發育高峰期，體內生長激素水準也相對較高，一部分對激素敏感的青少年可能會出現眼壓偏高的情況。而青少年本身就是近視眼的高發人群，偏高的眼壓無疑是近視防治的一個不利因素。所以，在青少年近視防治中，醫生和家長除了關注他們的視力、屈光度數、眼軸長度之外，眼壓的正常與否也需一併給予關注。

◉ 七、視力是1.0的孩子也可能有近視

我們要明白，孩子近視的度數和視力是兩個完全不同的概念。近視度數和視力並不總是一一對應的。

理論上，完美的正常眼，屈光度是零，但在現實中，屈光度正好是0.0D的人很少。考慮到驗光時的正常誤差，眼科學教科書中已把正視眼定義為±0.5D。因此，只有-0.75D以上者定義為近視；+0.75D以上者定義為遠視。

大多數人眼睛的屈光度數都是在0度上下。人群中約95%~99%人的屈光度是：遠視+75度到近視-50度之間。但人

眼有一定的調節和代償能力，一般來說，患近視的人，近視在100度以內時一些人還是可以看到視力表的「1.0」，甚至能看到「1.2」或「1.5」。而對於兒童來說，這樣的調節和代償能力比成年人更強，以致一些淺度數的近視被掩蓋而不易被察覺。

其次，不同年齡段的孩子其正常視力的標準是不一致的。人並不是一出生就是正視眼，更不是一出生就有1.0甚至1.5的視力。但隨著嬰兒眼球的發育，光線焦點慢慢靠近視網膜，並逐漸聚焦在視網膜上，屈光度數逐漸靠近0，遠視力也逐年上升，到學齡期一般發育變成正視眼（一般能有1.0~1.5視力），這一進程被稱為「正視化」。大部分兒童在生長發育的不同階段視力是不同的，兒童的視力也應與兒童日常用眼相適應。一般情況下：

●1歲孩子日常活動範圍很小，無需關注遠處的目標，也無需近距離專注地用眼，其正常視力大約只有0.2，散瞳驗光的屈光度約為+2.00D~+3.00D（遠視約300度），眼軸長度約為20mm。

●2~3歲孩子開始關注眼前的玩具和更遠處的目標，視力大約發育到0.3~0.5，散瞳驗光的屈光度約為+1.50D~+2.50D（遠視約150~250度），眼軸長度約為21.5mm。

●4~6歲孩子開始進入幼稚園學前班，活動範圍進一步擴大，關注的遠近目標更豐富，視力發育大約可達0.6~0.8左右，散瞳驗光的屈光度約為+0.75D~+1.50D（遠視約75~150度），眼軸長度約為22.5mm。

●7歲的兒童開始上學，日常活動範圍接近成人，眼球發育基本達到正視，視力約為0.8~0.9甚至0.9以上，散瞳驗光的屈光度約為0~+0.75D（遠視度數75度以下），眼軸長度約為23.0mm。如果這一進程進展遲滯，容易造成兒童日後遠視和弱視。若這一進程進展過快，則容易造成孩子往後近視。

如果一個3歲的孩子已經有了7歲兒童的1.0視力，眼軸長度也已經達到7歲兒童的狀態，那麼相對同齡兒童來說他就是「近視」了。此外，兒童眼睛處於生長發育期，眼內各結構發育未完全穩定，部分兒童雖然眼軸延長的速度和程度已經超過正常同齡人，但如果兒童角膜的曲率較平坦或晶狀體形態異常恰好彌補眼軸延長帶來的屈光不正，則還是有可能有1.0的視力。

相反，有的孩子可能看不到視力表的「1.0」，日常未散瞳驗光結果提示輕微的「近視」，但給孩子點用散瞳藥後再次驗光，提示輕微的遠視或度數為0，且孩子的眼軸長度正常，排除其他眼部異常。這部分孩子則可能為調節過強，平時注意改善用眼習慣或眼局部點用緩解調節痙攣的滴眼液，近視狀態或可消失。

因此，就近視而言，孩子的視力不能說明全部問題。孩子是否近視需要結合孩子的年齡、視力、屈光度數（以散瞳驗光為準）、眼軸長度、角膜曲率等綜合評判。作為孩子的家長，要想適時瞭解您的孩子是否存在近視，還是需要在進行屈光檢查之後，向眼科醫生諮詢為好。

第三篇

遠視及散光

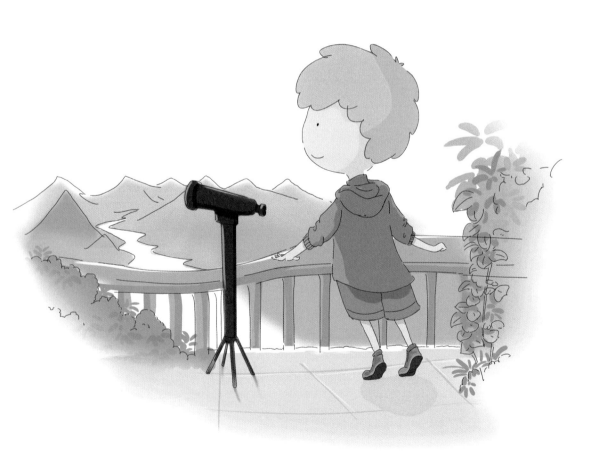

◉ 一、遠視

1.什麼是遠視眼？

　　遠視眼是指：主要由於眼軸較短，在不使用調節狀態時，平行光線通過眼的屈折後主焦點落於視網膜之後，而在視網膜上不能形成清晰的圖像。

　　在遠視眼的群體中，最常見的是軸性遠視，即眼的前後軸比正視眼短。這是屈光異常中比較多見的一種。初生嬰兒的眼軸平均約為17.3mm，從眼軸的長短來看幾乎都是遠視，可以說嬰兒的遠視眼是生理性的。之後，隨著嬰兒身體的發育，眼的前後軸也慢慢增長，待到成年後，人眼應當是正視或者接近於正視。

　　有些人在眼的發育過程中，由於內在（遺傳）和外界環境的影響，使眼球停止或延緩發育，使眼軸不能達到正常眼的長度，甚至到成年時仍保持嬰兒或幼兒時期的眼球軸長，此即稱為軸性遠視眼（圖3-1）。

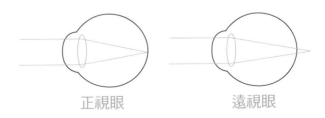

正視眼　　　　　遠視眼

圖3-1

2.遠視眼的表現

1.視力下降：輕度遠視眼，其遠、近視力都可能正常。但中、高度遠視眼，其遠、近視力均不正常，表現為看近看遠都模糊，且年齡越大，調節力越弱，看近比看遠更模糊。

2.視力疲勞：遠視眼患者無論是看遠或看近都較正常人需要使用更多的調節力，且集合作用量也很大。這就使得遠視患者比近視患者，在從事近距離工作時更容易出現眼酸、眼脹、頭痛、視力模糊等視疲勞症狀。

3.內斜視：遠視度數較高的兒童由於過度調節和過多的集合，易誘發內斜視或內隱斜。

4.眼底改變：中度以上遠視眼，眼底表現為視盤較小，色澤潮紅，邊緣模糊，但長期觀察無變化。

3.遠視眼與老花眼的區別

有人問，遠視眼與老花眼在矯正視力時都是採用凸透鏡，那麼兩者是否有相似之處呢？問題的提出也並非空穴來風。然而，從原理上講，兩者完全不是相同的概念。

遠視眼是眼的調節作用靜止時，平行光線進入眼內在視網膜後形成焦點。遠視眼常因眼軸（前後徑）變短，或小眼球、小角膜、晶狀體彎曲度變小、房水及晶狀體屈光指數減少等所致。

老花眼是一種生理性改變或退變，它不屬於屈光不正的範疇。人到了40歲以後，眼內的晶狀體會慢慢硬化，調節功能逐

步衰減，加之部分因睫狀肌收縮力量減弱，懸韌帶鬆弛，導致晶狀體的調節功能下降，使得想要看清近處的細小物體漸漸變得困難。俗話說：「花不花，四十七八」，也是頗有道理的。

4.遠視眼的治療

遠視眼的治療可以從驗光配鏡和飲食調節兩方面來著手。

●**遠視眼的驗光配鏡**：通常說來，對於輕度遠視，如視力基本正常，無明顯視疲勞或斜視表現，幼兒、青少年的學習和生活均無影響，則可暫不配鏡，留待觀察。但是，若不符合上述條件時，原則上要進行睫狀肌麻痺條件下的醫學驗光，並依據醫師（驗光師）的配鏡處方進行科學配鏡，而且要進行定期隨診，依據眼球發育情況及屈光度的變化調整鏡片的度數。

●**遠視眼的飲食調節**：這是一個難以準確回答的問題，其實，只需要日常適當注意膳食平衡即可。一般來講，建議少吃高脂肪食品，而常食用如下食品：

含鈣的食物：魚、蝦、海帶、大豆、牛奶、花生等。

含鋅的食物：牛肉、豬肉、核桃、黃瓜、胡蘿蔔、番茄等。

含維生素B_2的食物：牛奶、瘦肉、蛋類、扁豆等。

含維生素A的食物：豬肝、蛋黃、牛奶等。

鹼性食物：蘋果、柑橘、新鮮蔬菜等。

含咖啡因的食物：茶葉、巧克力等。

含維生素B、C的食物：番茄、鮮棗、柑橘、馬鈴薯、肉類。

含鉻的食物：紅糖、糙米、玉米等。

5.早發現、早治療——遠視眼比近視眼更需關注

我們觀察到，對於近視眼的防治，廣大家長和兒童、青少年都有一定的瞭解，也比較重視，而對於遠視眼的情況就不一樣了。

由於在患有屈光不正的兒童群體中，遠視眼的發生率遠遠低於近視眼的發生率，從而導致這些家長、兒童對遠視眼的認知度明顯不足，以至於甚至有人說：「近視眼看近清楚，遠視眼看遠清楚。」這讓醫師聽起來真是有些無語。事實情形是：患遠視眼的兒童不但看近不清楚，看遠也同樣不清楚（原理前已述）。尤其是中、高度遠視或合併散光情況下更是如此。臨床觀察表明：患遠視眼的兒童如果得不到及時發現和及時合理治療，時間久了，很容易產生斜視和弱視。這在中、高度遠視眼患兒中尤其突出。

與此同時，我們也必須明確另一重要概念：兒童遠視眼的診斷必須考量與年齡相關的生理性遠視這一特點。因為，與年齡相關的生理性遠視是不能被當作真正意義上的遠視眼來進行戴鏡矯正的。應讓發育中的眼球有一個自然發育的時間和空間，否則將會促使近視的發生和導致外隱斜形成，此可謂誤人終身！

總而言之，對兒童、青少年患遠視眼（非生理性）而言，要早發現、早治療，因為遠視眼比近視眼更需要被關注。

◉ 二、散光

1.什麼是散光？

醫學上對散光的定義是：眼在各條子午線的屈光力參差不齊，平行光通過眼屈光間質後不能在視網膜上形成清晰的物像，只能形成焦線。通俗講，是因為眼球不是一個完美的球體，而是像一個橢圓形的雞蛋或不規則的球體，造成物像不能準確聚焦在視網膜上，使得視物模糊不清（圖3-2）。

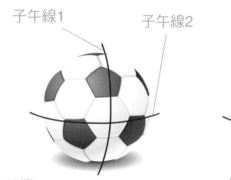

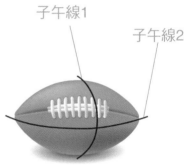

正視眼
眼球形狀近似完美的球體
（子午線1和子午線2彎度相同）

散光眼
眼球形狀近似橢圓體，不同子午線度數不同（1為最大子午線，2為最小子午線）

圖3-2

2.散光的分類

散光可根據屈光情況分為規則散光和不規則散光兩大類。

1.規則散光：是指兩曲度差別最大的子午線垂直（90˚）交叉

兩條子午線，該類散光可用圓柱鏡片矯正。眼調節完全放鬆時，依據平行光線進入眼球後聚焦的不同部位，可將規則散光分為：單純近視散光、單純遠視散光、複性近視散光、複性遠視散光和混合散光。若眼球是個較規整的球體，則無散光。

眼調節完全放鬆時物體發出的平行光線通過曲度相同的子午線（子午線1與子午線2曲度一樣），正好都落在視網膜上則橫線豎線一樣清晰。因為只有正好落在視網膜上的像才是清晰的物像，才能得到清晰的視覺，所以物像若是落在視網膜前面或視網膜後面，均會造成視物模糊。

規則散光按散光組成可分為：

●單純近視散光：眼調節完全放鬆時，平行光線通過曲度較彎的子午線後聚焦在視網膜之前，而通過曲度較平的子午線後聚焦在視網膜上。因為只有在視網膜上的物像才會有清晰的視覺，故橫線看上去比豎線清晰。

●單純遠視散光：眼調節完全放鬆時，平行光線通過曲度較彎的子午線後聚焦在視網膜上，而通過曲度較平的子午線後聚焦在視網膜之後。因為只有在視網膜上的物像才會有清晰的視覺，故看遠處物體時豎線比橫線清晰，看近處的橫線比看遠處橫線更模糊。

●複性近視散光：眼調節完全放鬆時，平行光線通過曲度較彎的子午線和通過曲度較平的子午線後聚焦在視網膜之前的不同

距離。看遠處物體時豎線橫線均看不清楚，但看近比看遠相對清楚。

●**複性遠視散光**：眼調節完全放鬆時，光線通過曲度較彎的子午線和通過曲度較平的子午線後聚焦在視網膜之後的不同距離。看遠處物體時豎線橫線均看不清楚，且看近比看遠更不清楚。

●**混合散光**：光線通過曲度較彎的子午線後聚焦在視網膜之前，而通過曲度較平的子午線後聚焦在視網膜之後。看遠處物體時豎線橫線均看不清楚，但看近時橫線相對更模糊，看遠時豎線相對更模糊。

規則散光按散光軸向分為：

●**順規散光**：最大屈光力主子午線在90°±30°位置。

●**逆規散光**：最大屈光力主子午線在180°±30°位置。

●**斜向散光**：軸向在順規和逆規散光之外的部分屬斜向散光。

兒童由於角膜、鞏膜、晶狀體均較軟，多為順規性；老人角鞏膜、晶體組織變硬，多為逆規性。由於隨著年齡增長，散光可從順規向逆規過渡，因此，兒童順規性散光有可能隨年齡增長逐漸下降甚至消失。

2.不規則散光：不規則散光常常由產傷、外傷、圓錐角膜、晶體半脫位等和一些先天性疾病所導致，用一般的框架眼鏡往往無法完全矯正。因角膜表面不規整造成的不規則散光可用硬性隱形眼鏡矯正，其矯正效果好於一般框架眼鏡（圖3-3）。

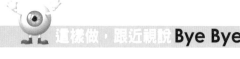

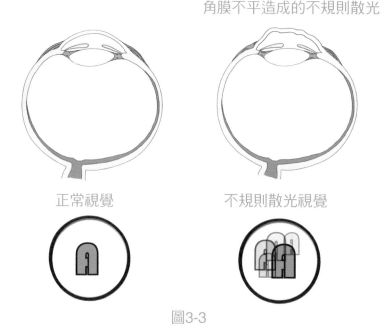

角膜不平造成的不規則散光

正常視覺　　　　　　不規則散光視覺

圖3-3

3.散光的表現

1.視物模糊：輕度散光視力通常正常，但專注一樣物體達一定時間後可能出現眼疲勞和視力模糊。有嚴重散光眼的人，會有視物不清且虛影乃至扭曲的現象。

2.頭位和眼位的變化：一些雙眼高度散光患者，主觀上為了看得更清楚，往往採取傾斜頭位來彌補，因而容易導致斜視，但在散光矯正後可得到恢復。高度散光者看遠處目標時為了看得更清晰，常常會有瞇眼的習慣。

3.視覺疲勞：近距離工作時間稍長即眼酸眼脹、頭痛、閱讀

窺行或有重影。部分孩子近距離用眼如看書或看電視一段時間後，因眼酸、眼脹等不適而出現用力眨眼、擠眼的視覺疲勞現象。

4.散光的治療

1.驗光配鏡

●規則散光治療常採用驗光後配戴框架眼鏡進行矯正。

●不規則散光可採用硬性角膜接觸鏡（RGP）矯正。

2.手術治療

●普通的角膜屈光手術可矯正低中度數規則散光。

●角膜地形圖引導的個體化切削角膜屈光手術可矯正部分不規則散光。

●對於部分規則散光但角膜較薄不適合做角膜屈光手術者，可在眼內植入帶有散光度數的人工晶體（TICL）矯正。

第四篇

近視眼的成因

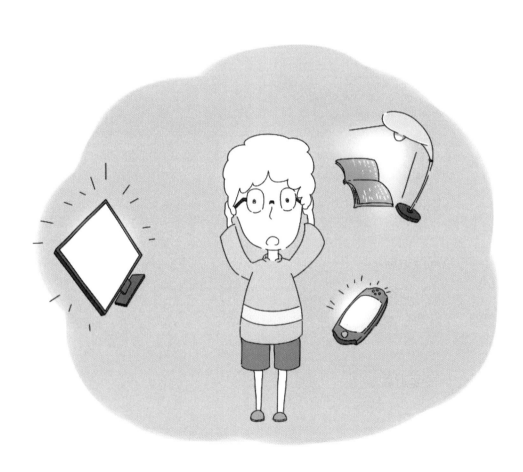

一、遺傳因素

生活中我們常常發現：父母雙方都近視時，其子女患近視的機率要比父母非近視者高；父母患近視度數越深，其子女患近視的機率就越高。

我們還可以觀察到：小學生和大學生中，高度近視患者的發生率並沒有很大差別；不從事近距離作業的農民也可能患近視，長期進行近距離作業的學生沒有患近視的也不少。

以上事實表明，近視具有一定的遺傳性。尤其對於600度以上的近視患者，遺傳因素在其發生中起決定性作用。

高度近視眼遺傳方式的多樣性：

1.常染色體顯性遺傳：發生較常染色體隱性遺傳少。

2.最常見的是常染色體隱性遺傳：即父母同時患有高度近視時，其孩子發生近視的機率非常大（接近100％），若父母僅一方為高度近視，則孩子最多也有近50％的機率為近視。

3.X-性連鎖遺傳：即高度近視的遺傳也與性別有一定關係。

此外，高度近視眼還可作為某種臨床綜合症（如Stickler綜合症、Marfan綜合症）的繼發表現，其遺傳方式也會有所不同。

高度近視的遺傳機制仍不十分明確，目前主要的研究方法有：

1.家族研究：通過對家族內各成員表現型的研究，大致確定

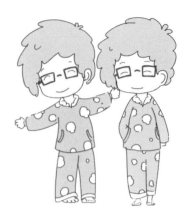

疾病的遺傳方式，進而通過對家族成員基因或DNA序列的分析，尋找疾病的可能致病基因。

2.雙胞胎研究：同卵雙胞胎的基因型完全一樣，而異卵雙胞胎之間的基因有1/2可能性相同。根據同卵雙胞胎和異卵雙胞胎的表現是否存在差異，判斷與遺傳的密切程度。當同卵雙胞胎的一致率明顯高於異卵雙胞胎時，說明與遺傳相關。

3.序列分析和基因連鎖分析：通過對候選基因的序列分析研究，找出與正常人群相比是否存在突變、插入、缺失。目前，已開始應用候選基因篩查和全基因組掃描等技術，進行高度近視的基因定位和候選基因的克隆篩查工作。

高度近視眼可以認為是一種發育性疾病。當某些基因發生改變時，相關生長因數的表達隨之發生變化，導致眼球生長發育異常，進而引發近視的進展。當然，近視眼的發生是受遺傳、環境等多方面因素的影響。當遺傳因素相同時，近視的發生則取決於環境因素。

二、環境因素

科研人員曾做過如下實驗研究：

1.給發育中的小雞眼睛前戴上一個凹透鏡，觀察一段時間後，小雞變近視了。

2.將發育中的幼猴眼睛完全遮蓋起來，最終發現牠們的眼球拉長了，最後都變成了高度近視眼（圖4-1）。

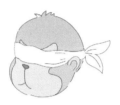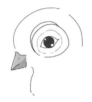

圖4-1

3.將小雞放在狹小的環境中餵養，並且遮擋上方視野，發現小雞的上方視野出現局限性近視。

以上研究結果表明，後天環境因素可直接影響近視的發生和發展。因而，環境因素在近視眼發病中的作用正越來越受到人們的重視。

產生近視的環境影響因素包括：

1.不良用眼習慣：通常，我們所說的用眼衛生是指日常的學習距離、用眼時間以及照明條件等。比如長時間玩電腦、電子遊戲；邊走邊讀或在動盪的車廂內閱讀；在陽光直射或昏暗的光線下閱讀；躺在床上閱讀等等。長時間的用眼看近、物像不清晰、目標過小都會加重用眼負荷，從而引起近視。

學齡期兒童眼球結構尚未完全穩定，長期眼壓偏高也可引

起眼球的前後方向拉長生長。比如，看近時需集合用眼收縮眼外肌，可引起眼球壁壓力增高，在青少年近視成因中也可能起作用。

2.高危體質：早產兒及低出生體重兒、生長發育期長期生病發熱及體質差者。

3.疾病：某些全身傳染性疾病，如結核、麻疹、猩紅熱等也都與近視的發生與發展有關。另外，胃、腎下垂、扁平足的患者近視發病率也較高。

4.其他

●書本的白紙頁面反光偏高，容易引起視疲勞誘發近視。

●鉛筆顏色偏淡，鉛筆芯太短、太尖，容易養成低頭的壞習慣，不利於用眼衛生。

●長時間處於噪音環境中容易發生視物模糊、眼疲勞、眼痛和流淚等眼損傷表現。

健康小提示

●減少近距離持續用眼的時間，比如看書每隔30~45分鐘就休息5~10分鐘。

●增加戶外活動。

●書籍用紙可考慮採用彩色印刷。

●注意科學的飲食習慣。

●眼壓值處於正常偏高的學齡兒童，可在醫生指導下酌情考

量使用降眼壓藥水。

三、營養因素

挑食偏食、營養不良或膳食不均衡，會造成蛋白質、維生素、鈣、鋅等微量元素的攝入不足或者失衡，會導致眼球鞏膜組織的硬度下降，從而在眼內壓的作用

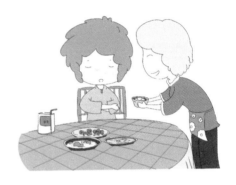

下，眼軸進一步拉長，促進近視的發生、發展。

很多小朋友都喜歡吃奶油蛋糕、冰淇淋、巧克力、飲料等甜食，這些口感甜美的食物自然帶來了不少快樂，但同時，很少有人意識到吃進過多的甜食可能促進近視的發生和發展。我們發現，平日裡愛吃甜食的小朋友近視的度數相對偏高。

其實，日常生活中的一些飲食習慣與近視的發生發展密切相關。預防孩子近視，除了糾正偏食、控制吃過多甜食外，建議常吃以下食物：

●富含纖維：玉米、糙米、大豆、芹菜、苦瓜、水果等。

●富含鈣質：奶類、豆製品、魚蝦、黑芝麻、木耳、油菜。

●富含維生素D：蛋黃、奶類、魚類、蘑菇、肝臟等。

●富含鋅：動物內臟、貝類海產品、瘦肉、粗糧、堅果類。

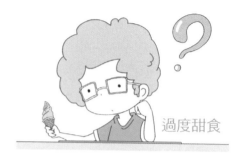

過度甜食

●富含鉻：牛肉、馬鈴薯、粗糧、香蕉、蛋類等。

●富含維生素A：包括動物性食物（動物肝臟、魚蝦、乳製品、蛋類），以及可最終生成維生素A的蔬菜（菠菜、胡蘿蔔、番茄）和水果（梨、蘋果、香蕉）等。

食用過多甜食，促使近視發生的機制（示意圖）

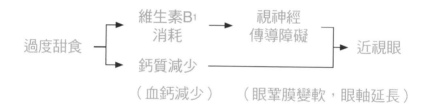

四、周邊屈光離焦

人眼所見清晰的物像是光線通過瞳孔中心到達視網膜黃斑來感知。我們通常所說的近視或者遠視度數是指近軸方向（即瞳孔中心）的屈光度。但是，瞳孔中心以外的屈光度和中心度數是不一樣的——即「周邊屈光度」。周邊屈光度是一個反映視網膜成像品質的重要指標（圖4-2）。

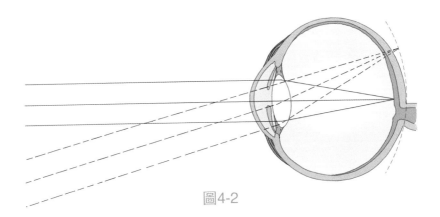

圖4-2

　　隨著眼球的發育，兒童由遠視眼逐步轉變為正視眼。此過程既有眼球前後徑的延長，又有周長的拉寬，而又以前後徑的延長更為顯著。因此，眼球的形狀由最初的扁球形變為扁長形。這就是為什麼中心屈光為遠視者，周邊屈光表現為相對近視，反之中心近視眼會表現為周邊相對遠視。

　　視網膜的形態直接影響周邊屈光度的大小。周邊視網膜形態越陡，對應區域的周邊遠視度數就越高。按照屈光度的走向，周邊屈光狀態通常可分為5種類型，其中周邊相對遠視進展為近視的比例約為40％；周邊相對近視或正視發展為中心近視的機率僅為4％。

　　一般認為，中心離焦狀態所產生的模糊刺激可引起眼軸的前後拉長，進而引起近視的發生。而周邊部視網膜對近視進展的調控作用越來越受到醫學界的重視，研究表明：近視兒童在近視發生前兩年即表現為較同齡正視兒童更明顯的周邊遠視，且以近視

發生前1年的變化最明顯。另有學者發現，採用剝奪周邊視網膜的圖像後，猴子可出現近視的加速進展。

五、調節遲緩與近視

　　眼球如同高精密的照相機，不斷對焦使底片（視網膜）獲取清晰照片（物像），不斷對焦就是調節。調節遲緩，也即調節靈敏度與幅度下降，是造成近視發生發展的重要原因。為使調節遲緩得到改善，我們可以採取如下措施：

　　1.看遠：無節制地長時間看近物易造成近視的發生與發展。正確的做法是，看近30~45分鐘後，望遠5~10分鐘。

　　2.正確戴鏡：低度近視眼看遠戴鏡看近不戴鏡易使近視加深。正確的做法：調節強者可按上法戴鏡；調節弱者看遠看近都要戴鏡。如此有利於調節靈敏度與幅度的提高。

　　3.加強調節靈敏度與幅度的鍛煉：進行乒乓球之類的活動，將有利於提高調節靈敏度與幅度，例如乒乓球運動員發生近視眼少而輕。

六、光污染與近視

　　日常生活中，當光輻射超出了一定範圍時將會對人的視力

產生不良影響，這一現象稱之為光污染。光污染對於正處於生長發育階段的青少年視力而言，是一個嚴重的問題。照明的光線過強會對眼的角膜、虹膜甚至視網膜產生損傷；而光線過暗時，人眼需要集中注意力以分辨事物。不適當的照明會使調節的負荷加重，可引起視疲勞，進而加重近視的進展。

根據發生的地點，光污染可分為：

1.室內視環境污染：包括室內裝修，如牆面的噴漆、學校和家庭的光照環境。

2.室外視環境污染：包括建築物外玻璃幕牆。

3.局部視環境污染：主要是過亮的書本紙張、背景燈和電子螢幕。

需要特別提醒的是，光照週期紊亂，尤其是夜間人工光源的濫用，可視為一種特殊的光污染，這對兒童眼球發育的負面影響不可忽視。

最新的一項研究在對479名2~16歲兒童的家長進行調查發現：寶寶兩歲前若是睡在黑暗房間，近視比例是10%；睡在裝小夜燈的房間中，近視比例是34%；睡在開著大燈的房間中，近視比例為55%。這一結果證明：開燈睡覺會使寶寶更容易患近視。

人通過眼睛感知晝夜規律，開燈睡覺會引起腦部褪黑激素分泌受到抑制，打破晝夜節律，導致眼軸的過快增長。專家提醒：家長應少讓孩子在睡覺時接受光照。如果寶寶對光照有依賴的

話，可選擇以間歇熄燈辦法或採用微弱的燈光讓寶寶對光照依賴慢慢減少，直至養成不開燈睡覺的習慣。

護眼小常識：

- ●照明亮度適中，無眩光和閃爍。
- ●上課桌椅高度適中，儘量做到黑板無反光。
- ●勿在陽光直射或暗光下閱讀、寫字。
- ●晚上看電視時室內留開一柔和的小燈。

七、電子螢幕綜合症與近視

如今已進入網路時代，我們的生活和工作正發生著巨大變化。如果要問人們每天工作學習、生活最離不開的東西是什麼？可能很多人都會毫不猶豫地說是網路！各式各樣的電腦、電視機、智慧手機已進入我們的日常生活中。

然而，螢幕前用眼時間一久，我們會容易出現眼睛發紅、乾澀、異物感、視物模糊、眼部脹痛、分泌物多等症狀。此外，全身還可伴有頸部、肩膀、手腕的酸痛不適，食欲減退，嚴重者還會出現失眠甚至神經衰弱。醫學上，我們將這種由於長時間坐在電子螢幕前操作並注視螢幕所出現的一組症狀，稱之為「電子螢幕綜合症」。

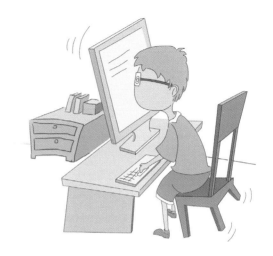

　　由於電子螢幕使用的人群中，很大一部分是學齡期兒童及青少年。電子螢幕對眼的常見損害除了螢幕本身的輻射、眨眼減少引起的乾眼外，還可能會加重近視眼的進展。原因可能有：

　　1.長時間近眼工作並注視單一目標，引起眼的調節和集合功能下降，易引起視疲勞。

　　2.顯示幕本身的光照強度、亮度不均、閃爍變化，均會對眼睛造成不良刺激。

　　3.螢幕本身的眩光效應也會使眼球過度緊張，對眼睛正常調節產生一定的干擾。

　　4.電腦等螢幕含有電磁輻射，近距離長時間使用對眼睛會有不良影響。

科學對策

　　●醫學驗光，以正確的方式矯正屈光不正。

　　●建議使用電腦時，每隔30~45分鐘休息5~10分鐘。不少學者推薦「20-20-20」制：即看電腦20分鐘後，眨眼20秒，再看20分，再眨眼20秒。長時間使用電腦後可用清水洗臉。

●眼與螢幕之間保持60cm以上的距離，端正的姿勢，桌椅的高度要和電腦的高度相匹配。

●顯示幕儘量選擇輻射較小的液晶螢幕，減少螢幕的強光閃爍。

●室內照明要適度，螢幕的亮度和背景光要柔和。

●清淡飲食，選擇富含維生素A及蛋白質的食物。

●適當選用人工淚液類的眼藥水潤滑眼表；嘗試眼部熱敷，可緩解視疲勞。

◉ 八、早產兒的近視產生因素

隨著醫學技術進展，越來越多的寶寶平安地來到這個世界。醫學上，我們根據嬰兒出生時的胎齡，將新生兒分為早產兒、足月兒和過期產兒三個階段。

目前，我國早產兒的比例高達一成。早產兒不單單是心、腦、肺等多器官的發育不成熟，其眼部的併發症也備受關注，這將影響嬰兒一生的生活品質。

其中最主要的就是早產兒視網膜病變（ROP），又稱晶狀體後纖維增生症。以周邊部視網膜血管發育不完全，局部缺血缺氧所導致的增生性視網膜病變，嚴重者可以發生視網膜脫離，甚至出現失明。此外，早產兒出生後會被放置在保溫箱中予以吸入高

濃度氧氣，也會促使嬰兒視網膜血管收縮，加劇周邊視網膜的缺血缺氧。

與此同時，臨床觀察發現：早產兒較同齡兒童更容易發生近視眼。胎兒的眼球發育呈現一定的規律：在胚胎發育第25~27周，胎兒眼軸生長較快，從12mm增加至16mm；在第33~41周，眼軸增長緩慢，僅增加約1.5mm。因此，剛出生不久的早產兒，特別是周齡小於32周者，玻璃體腔長度以及眼軸會比足月兒略小。

隨著年齡增加，早產兒的眼軸特別是玻璃體腔長度被過度拉長，速度明顯快於足月兒，對應近視的發生及度數也偏高。目前認為，主要與早產兒視網膜自身的異常、高濃度氧搶救治療以及鞏膜的發育欠成熟等因素有關。此外，早產兒進行周邊視網膜光凝治療也可能促進了眼軸的延長。

總之，早產兒眼部發育具有一定的複雜性和特殊性，其近視的機制尚未完全闡明。需要嚴格的視網膜篩查，積極控制早產兒視網膜病變的病情，並定期檢查屈光狀態和視力的發育。

第五篇
近視眼常見表現

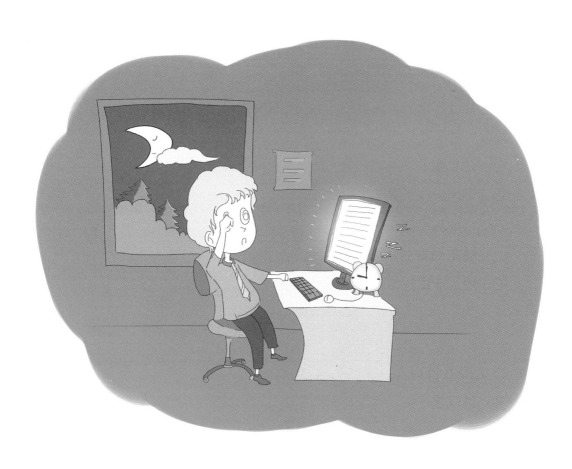

一、近視眼的五種常見表現

1.視疲勞

視疲勞是近視的常見症狀，可表現為眼睛的發脹發酸等。誘發視疲勞的主要原因有：

- 未配鏡或配戴的眼鏡度數不準確。
- 近視眼的調節與集合功能存在失調。
- 高度近視眼的調節範圍變小，看近物時難適應。

2.瞇眼睛

人的眼球是一個光學系統，但其並非是完美的圓形，而是或多或少存在非常細微的不規整。瞇眼直接產生部分遮蓋角膜的作用，從而減少了經眼球不規則部分進入眼內的光線，這樣看東西就會清楚一些。這和針孔鏡提高視力是一個道理。

瞇眼時眼瞼對角膜會產生壓迫作用，一定程度上暫時使角膜變平、屈光度下降且眼軸也相應變短，因此平行光線在眼內的聚焦點會更接近視網膜，使視力有所提高。這就是一些患近視的人為什麼喜歡瞇眼的主要原因。

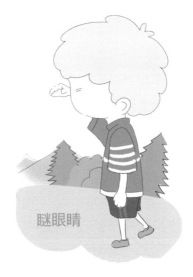

瞇眼睛

但要注意，瞇眼時眼部的肌肉都被調動起來，不僅容易引起眼疲勞，長此以往將容易誘發近視度數加深。而且，習慣性的瞇眼動作還會使面部表情不自然，也影響美觀。

3.裸眼視力下降

裸眼視力是指不戴眼鏡所測得的視力。

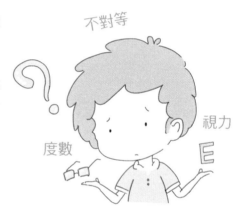

單純性近視可出現裸眼遠視力下降，並且遠視力下降的程度可隨著近視度數的加深而下降。近視的度數和裸眼的視力之間並非都成正相關性。比如，裸眼視力0.5，其近視的度數既可以是75度，也可能是200度，而有些人並沒有度數，但有的人雖然是0度，但因為其他眼部原因可能只有0.2的視力。因此，不能僅以裸眼視力的好壞來推算近視的度數，也不能將視力和近視度數混為一談。

4.眼球外突

近視眼，特別是中、高度數近視者，隨著眼軸的延長，外形上表現出眼球飽滿、向外突出。有許多近視眼患者及患者家人都認為戴近視眼鏡會引起眼球外突，但這樣的說法是不準確的。眼突是因為眼軸延長導致近視度數加深造成，近視後若不及時戴眼鏡，而長時間處於視物模糊狀態，更容易引發眼軸的延長和近視

度數的加深，眼球外突將可能更明顯，故一旦發現患有近視並已影響到日常看遠，就應及時配戴眼鏡並堅持常戴眼鏡。

5.大瞳孔

瞳孔是我們「黑眼珠」中心最「黑」的一個圓形區域，外界的光線正是從這裡進入我們的眼睛裡，從而讓我們看到外界的事物。瞳孔在非常亮的環境下會主動縮小以減少進入眼內的光線，減輕「怕光」（醫學上稱「畏光」）的症狀，在黑暗處會主動放大，讓更多光線進入眼睛，以盡可能在黑暗處看到事物。

近視眼瞳孔通常較大，反應較遲鈍，這容易造成夜間視力較白天更差，也更容易產生眩光和畏光，此外，近視患者尤其是高度近視患者容易發生輕微的外斜視，所以，近視者兩眼瞳孔間的距離（簡稱「瞳距」）也較寬。

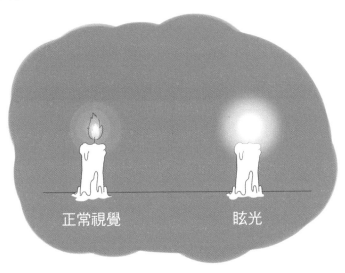

正常視覺　　　　眩光

二、近視眼與外隱斜

近視眼除了在不戴眼鏡的情況下看遠不清楚之外，還可能會逐漸形成斜視，即我們通常說的「斜眼」。

正常情況下，左右眼球的運動是協調一致的。例如，在我們用兩隻眼睛看一個蘋果時，看到的只會是一個蘋果，而不是兩隻眼睛各看到一個蘋果，從而將其看成兩個蘋果。這是因為我們的左右兩眼會相互協調，將雙眼看到的一個物品經兩眼融合後，在大腦中形成一個物像信號。當看近距離的目標時，雙眼即會發生這樣的協調，即調節、瞳孔縮小和雙眼內聚（俗稱「鬥雞眼」）的三聯動，這也就是我們常說的眼球「近反射」。然而，近視眼的集合與調節功能存在失調，進而控制眼球轉動的眼肌力量平衡被打破，從而出現了「眼珠」位置偏斜（圖5-1）。

需要指出的是，在近視眼合併斜視的病例中，相當部分的斜視患者外表上不被輕易發現，也就是隱斜視。當配戴眼鏡進行屈光矯正後，雙眼視時眼位為正位，但遮蓋一眼或未充分矯正後一眼的斜視即可表現出來。

近視造成的斜視以「外斜視」居多，因為人看近處物體時需要雙眼用力調節和集合（雙眼同時內轉）以協助看清物體。近視眼患者看遠不清，但看近清晰，所以在看近時不需要用力調節，但需要用力集合，為了避免疲勞，眼睛往往會放棄集合，久而久

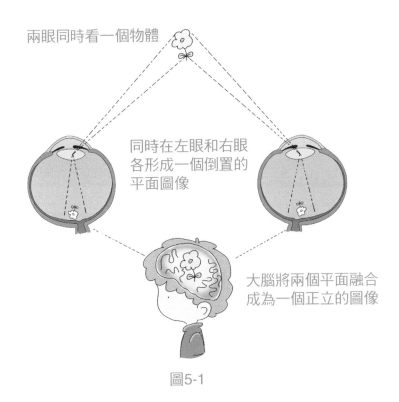

兩眼同時看一個物體

同時在左眼和右眼
各形成一個倒置的
平面圖像

大腦將兩個平面融合
成為一個正立的圖像

圖5-1

之集合能力越來越弱，雙眼向內「會聚」的功能下降，造成了雙眼向外偏斜，即形成了外斜視。

　　更有一部分患者因為雙眼近視度數相差懸殊，又沒有接受正規或正確的矯治，長期處於一眼看物體相對清晰，另一眼看物體模糊的狀態，大腦為了排除這種雙眼看物體不一的干擾，會主動抑制較差眼的功能，「用進廢退」，久而久之，視力較差的眼長期被抑制，導致視功能越來越差，並慢慢偏斜到一邊，形成了失用性的外斜視。

　　雙眼近視度數相差較大也很容易造成度數深的眼睛產生斜視，同時也往往伴有弱視的發生。故雙眼度數相差較大的近視患者需要格外注意，建議到醫院眼科就診，以便及時治療。

　　近視眼合併斜視的治療：

　　1.原則上，斜視應儘早矯治，預防弱視發生。

　　2.小於10°的斜視可通過配戴合適的眼鏡（度數需配足），結合集合訓練（即俗稱「鬥雞眼」訓練），加以矯正。

　　3.超過10°的斜視，則需通過手術的方式恢復雙眼視。

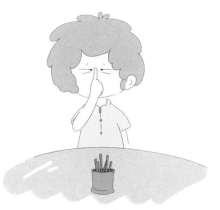

「鬥雞眼」訓練

　　4.雙眼近視度數相差較大（屈光參差）的患者建議採用隱形眼鏡或近視鐳射手術矯正近視度數，可較框架眼鏡更好地提升視覺品質，也更有助於後續可能需要的弱視訓練。

　　5.集合訓練：將目標物（或患者自己的食指）放於眼前40cm並慢慢移近至鼻根處，同時雙眼須緊盯該目標，雙眼會向內彙聚，即完成一次集合。

◉ 三、高度近視眼的眼底表現

醫學上，我們將-6.0D（即近視600度）以上稱之為高度近視眼，高度近視眼又可分為單純性和病理性。高度近視眼除了視力模糊外，常常還伴有眼底的異常變化，需要引起我們的重視。

1.後鞏膜葡萄腫：眼球後極部向後擴張呈一小凸起，形似葡萄；目前發現，近視主要是由眼球的前後直徑向後延長導致看遠處物體時物體的圖像不能聚焦在眼內的視網膜上，從而造成視力模糊。高度近視患者由於眼球前後直徑過於向後延長並在眼球後部形成擴張的凸起，在醫學上被稱為後鞏膜葡萄腫。對於後鞏膜葡萄腫，關鍵在於積極防治原發病，減少併發症，降低眼內壓，防止眼球壁變薄、破裂。

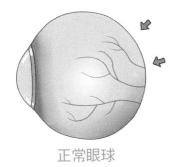 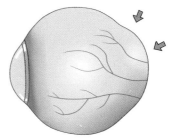

正常眼球　　　　　　　　　　後鞏膜葡萄腫眼球

2.近視弧形斑：是發生於視盤顳側的脈絡膜萎縮，呈現白色弧形，也是高度近視患者常見的眼底異常表現。一般不影響視

力，但如果近視度數不斷進展，弧形斑範圍逐漸擴大到黃斑區域，可導致視力的顯著下降（包括近視力）。

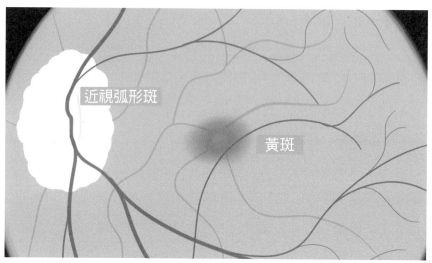

高度近視眼底的近視弧形斑（血管等結構雜亂）

3.豹紋狀眼底：高度近視眼因脈絡膜血液循環的障礙導致脈絡膜毛細血管萎縮，脈絡膜大血管裸露，呈豹紋狀；是高度近視常見的眼底異常變化之一，目前無特殊的治療方式，需要配眼鏡或鐳射手術矯正近視。平時注意防止眼睛過度疲勞。

4.漆裂紋：玻璃膜呈線樣破裂，出現黃白色條紋。一般認為是視網膜中的名為「Bruch」膜的部位發生破裂，可併發黃斑區視網膜下出血，高度近視眼有黃斑出血的患者大多與漆裂紋有關，可表現突然視力減退、視物扭曲變形，出血吸收後視力可好轉，但還可能在同一部位復發。

5.Fuchs斑：高度近視患者黃斑部可出現黑色近圓形微隆起，可能與眼底黃斑區出血有關，一般都伴有明顯的視力下降、視物變形，視野中央暗點。

6.周邊視網膜變性（格子樣變性）：是發生在視網膜周邊部位的病變，採用裂隙燈三面鏡眼底檢查可發現，是視網膜脫離的危險因素之一。一般需要眼底鐳射治療以防止病變進一步發展引起視網膜脫離，而嚴重影響視力甚至失明。

7.黃斑裂孔：指黃斑部視網膜內界膜至感光層發生的缺損，嚴重損害患者的中心視力。常有中心暗點，視物變形。

8.視網膜劈裂：視網膜內層和其他視網膜組織間的分裂，原發者有家族史，視力矯正不滿意。

在上述併發症中，第1、2、3、4項在單純性高度近視與病理性高度近視中都會發生；第5、6、7、8大多見於病理性高度近視。

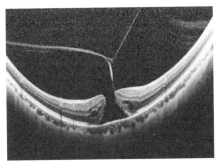 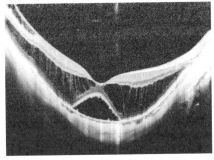

黃斑裂孔　　　　　　　　　　　視網膜劈裂

◉ 四、高度近視眼的常見併發症

　　高度近視眼的發生已不單純是近視度數偏高的問題，常可併發一些其他的眼部疾病，比如高度近視者患開角型青光眼、視網膜脫離的風險要高於其他的正常人。然而，其併發症的發生率，在單純性高度近視與病理性高度近視之間並無統計學上的準確比較，通常認為後者要高於前者。而上述疾病給患者視覺以及生活都帶來了負面影響，嚴重者可出現失明。因此，定期到醫院檢查，早期發現和治療高度近視的相關併發症是十分重要的。

　　常見的高度近視併發症包括：

　　1.飛蚊症：是一種常見的近視相關併發症。患者往往感覺眼前有一兩個像蚊蟲一樣的黑影，隨著眼球的轉動飛來飛去，其原因是玻璃體液化造成的。正常情況下，玻璃體是無色透明的半固體凝膠狀，高度近視眼因為玻璃體發生了液化，由凝膠狀變為溶

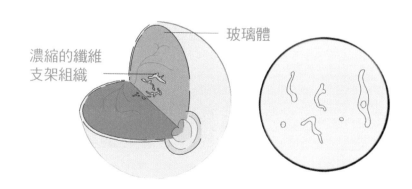

玻璃體

濃縮的纖維
支架組織

膠狀或水樣，而其中的纖維支架組織濃縮為小的混合物，因此在眼前出現了若干個黑影。目前，尚無有效藥物可以治療飛蚊症。但需注意，一些視網膜脫離的患者，一開始可出現眼前黑影的驟然增多，因此需進行細緻的眼底檢查。

2.黃斑部出血：眼底黃斑部出血是由於眼軸的延長，眼內組織受到眼軸延長的力量牽拉，導致眼內的玻璃膜破裂等因素致黃斑部出現新生血管，一旦破裂就出現了黃斑部的出血。而黃斑是我們視網膜最敏銳的部位，也是我們眼睛形成視覺最重要的部位之一。黃斑部出血的患者常常感到有明顯的一塊黑影遮擋前方視野，且視力突然下降，此時需要儘快就醫，以挽救視力。多數患者黃斑部出血經治療，出血吸收後雖然視力有一定提升，但可能留有視物扭曲，視野內有暗點等後遺症。

3.視網膜脫離：視網膜就如老式相機中的膠卷。視網膜脫離，顧名思義就是眼睛內的膠卷從原來的部位「脫離」下來，造成了視野的缺損甚至全盲。根據組織結構的不同，視網膜可以分為內層和外層，外層是色素上皮層，內層是神經上皮層。正常情況下，兩者是貼在一起的，但在某種原因下，兩層組織出現分離，稱之為視網膜脫離。就高度近視眼而言，由於眼軸的延長，眼底視網膜及脈絡膜出現了循環障礙、供血不足，進而導致了視網膜變性及裂孔的發生。而高度近視眼液化的玻璃體經視網膜裂孔進入神經上皮層與色素上皮層之間，從而引起視網膜脫離。

視網膜破裂孔 視網膜發生脫離

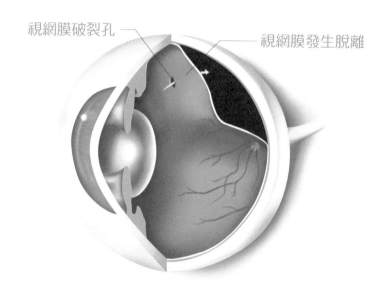

4.青光眼：臨床研究表明，高度近視眼患開角型青光眼的發生率是正常人的6~8倍，而開角型青光眼中近視眼所占比例為46.9%。高度近視眼併發青光眼病因尚未明確，兩者間可互相影響。一方面，近視眼更容易受高眼壓的損害；另一方面，眼壓偏高也會加速近視的進展。青光眼的危害在於可對視神經造成不可逆的損傷，使得患者的視野範圍越來越小，直至僅剩中央一小塊視野，若病情繼續發展，最終可導致完全失明。

5.併發性白內障：當高度近視眼出現了廣泛性眼內組織變性時，較容易出現晶狀體的混濁。高度近視眼併發白內障常位於晶狀體的後囊下，位於後極部時往往嚴重影響視力，嚴重的白內障甚至視力只有光感。白內障造成視力下降和失明是因為混濁的晶

狀體透明度下降，混濁的晶狀體擋住了進入眼內的光線造成。它不同於青光眼的不可逆神經損傷造成的永久視力下降和失明，白內障的視力下降和失明可以通過摘除混濁的晶狀體並植入人工晶狀體而復明。

鑒於高度近視的併發症對眼睛的危害程度遠超於近視本身，所以高度近視患者要重視眼睛的定期檢查。建議至少每6個月一次在醫院眼科檢查視力、近視度數、眼軸長度、眼壓和眼底等，發現異常應及早治療，盡可能阻止或延緩併發症的發生。平時也要注意飲食營養均衡，避免劇烈運動（例如搏擊、跳水等）和外力衝撞眼球。若發現視力突然下降、視野缺損、視物扭曲變形等需要及時就診。

第六篇
近視眼的檢查

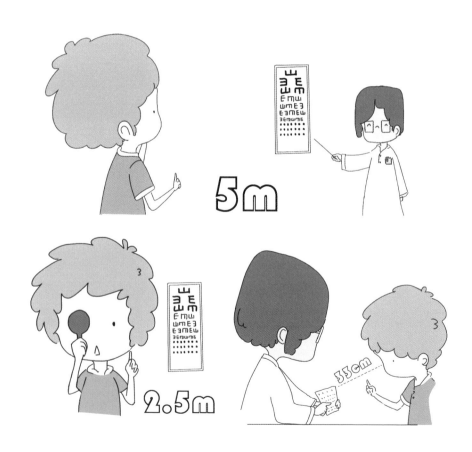

👁 一、視力檢查有哪些方法？

視力檢查分為遠視力和近視力。我們通常所說的檢查視力是指遠視力。遠視力檢查距離通常為5m或2.5m，主要反映人們日常遠距離工作、生活或學習使用的視力；近視力的檢查標準距離一般為30cm，可用於初步評估視功能以及老花程度。視力表有很多種，醫院或家庭常使用E字視力表，而某些特殊行業，如飛行員等則需採用C字視力表。

我們也可以在家裡自行檢查視力。常規燈光照明，根據所使用視力表（5m視力表或是2.5m視力表）劃定檢查距離，兩眼要分開測量，一般先查右眼，後查左眼。查一眼時，要以遮眼板或手掌心將另一眼完全遮住，但注意勿壓迫眼球。戴眼鏡的學生查完裸眼視力還應該檢查戴鏡後的矯正視力，如果戴鏡視力小於0.8，建議到醫院進一步行擴瞳驗光，並依據檢查結果再作相應處理。

👁 二、裸眼視力與矯正視力

裸眼視力：指未給予任何矯正方法直接測得的視力。

矯正視力：指在經過規範的醫學驗光後給予一定的矯正方式（框架眼鏡、隱形眼鏡等）之後所測得的視力。

　　裸眼視力多少是由眼睛的角膜彎曲度、晶狀體形狀和透明度、眼軸長度等眼球結構共同決定的。它在一定程度上可以反映出眼睛的健康狀況，大多數情況下，體檢都是測量裸眼視力。裸眼視力與近視度數之間沒有固定的數學公式進行換算，需要經過科學規範驗光才能知道眼睛準確的屈光狀態。

　　那麼孩子的視力是不是一定要達到1.0才算正常呢？其實不然。2010年，中華醫學會斜視與弱視學組規定：3~5歲兒童視力應不小於0.5；6歲以上兒童視力應不小於0.7；此外，雙眼視力應該相同或相差不超過一行。因此，專家建議：每隔6個月給孩子進行一次視力相關檢查。如果孩子的視力是符合這個標準的，那麼說明孩子在視覺發育上是正常的；但如果孩子的視力低於上述指標，那麼建議到醫院或專業的保健所進行詳細檢查，排除孩子是否患有眼睛裡面的疾病，以求早發現、早治療。期望孩子們都擁有一雙健康明亮的眼睛，這當然是每位家長的心願！

三、眼軸測量對近視眼的診斷意義

　　正視眼的眼球總屈光力與眼軸長度相匹配；近視眼的眼球總屈光力與眼軸長度不相匹配。

　　大多數近視為軸性近視，即主要原因是眼軸增長所致。目前眼軸測量主要採用A超和IOL Master、Lenstar等儀器。A超是採

用超聲的原理，在表麻下進行接觸式測量，也就是需要把測量探頭放在眼睛表面檢查；IOL Master和Lenstar是採用光學的原理，為非接觸式測量，檢查時無需觸碰眼睛。相對而言，後兩者檢查的時間更短，對配合的要求程度更低。此外，因為測量結果的計算軟體不同，同一被檢查者的眼軸長度數值會稍有差別。

通常情況下，正視眼的眼軸長度約為23.5mm左右，每當眼軸增加1mm，相應增加300度的近視。假如一名兒童6個月前的眼軸長度是25mm，6個月後復查時眼軸長度增加至25.5mm，則可以估計該兒童近視進展了150度。原衛生部近視眼重點實驗室課題組研究發現：單純性近視眼，近視每增加100度，眼軸延長<0.32mm；而病理性近視，近視每增加100度，眼軸延長>0.45mm。

因此，眼軸長度測量可以監測近視是穩定的，還是進展的，以及進展的速度如何，這也是協助診斷是否為病理性近視的一個比較直觀的指標。

● 四、電腦驗光、檢影驗光、綜合驗光，哪個更科學？

1.電腦驗光：採用紅外線光源及自動霧視裝置達到放鬆眼球調節的目的，採用光電技術及自動控制技術檢查屈光度。

電腦驗光的測量結果存在一定的偏差，它只能對被檢者屈光

狀態大致範圍作出預測；由於它的操作過程為瞬間完成，好比照相機快門一閃而過，容易引起被檢者緊張，從而屈光度數也隨之瞬間發生變化；另外，電腦驗光結果引起的誤差也不能排除驗光員操作不當和主觀偏見的因素，以及機器本身品質的穩定性或者機器老化等因素，從而影響結果的準確性。因此，電腦驗光結果只能供參考，不能直接作為配鏡處方。

2.檢影驗光：是一種傳統而常用的驗光方法，相對比較準確。通常要由眼科醫生、專業驗光師來完成，其原理與電腦驗光基本相同。主要是通過人工方式觀察光線經過眼球屈光系統後的變化，依此來判斷眼球的屈光狀態。該方法可以直接應用於嬰幼兒、智能障礙者、低視力患者以及不合作的患者。當上述患者不能或不願給予檢查者可靠的主觀反應時，檢影驗光結果往往就會成為患者屈光不正矯正處方的最重要參考依據。

3.綜合驗光：醫生或驗光師對電腦驗光或檢影驗光所獲得的預測資料進行檢驗，讓患者對每一微小變化作出反應，據此指引檢查者找到用來達到最佳矯正視力的眼鏡度數的方法。強調的是患者的主觀反應，需要患者與檢查者之間良好的互動。

但是，不同的人對鏡片度數改變的敏感度不一樣。患者的智力、以往的經歷、習慣性的視覺感知經驗都會對驗光結果產生影響，從而導致與患者真正的屈光不正度數不完全吻合。一些患者對反復比較的「強迫選擇」以及各種周圍客觀環境因素都有影

響。因此，檢查時儘量避免這些影響因素，必要時可對驗光結果作出適當調整。

驗光的目的是為了明確患者的屈光狀態，即瞭解患者是近視、遠視還是散光；此外，也是為了獲得正確的配鏡處方，讓患者獲得清晰、舒適、持久的視力。這當然需要患者的主動參與和主覺體驗。

由上可知，電腦驗光和檢影驗光都是客觀驗光，而綜合驗光是主覺驗光。

嚴格地講，醫生、驗光師依據客觀驗光（電腦驗光、檢影驗光）的資料，結合患者的主觀感覺，進行綜合分析取捨，最後開出的驗光處方才是比較科學和準確的。

◉ 五、解讀電腦驗光單

父母帶孩子到醫院眼科做屈光檢查，醫生總會把一張電腦列印的驗光單交到家長手上。為此，家長常顯得有些茫然。下面我們就來解讀一下電腦驗光單：

電腦驗光單上常會顯示：檢查日期-時間、眼別（R：右眼；L：左眼）。最主要的是3列縱向表達屈光度的數位，那麼每列數位所代表的意義是什麼呢？我們以下面的這張電腦驗光單為例來具體說明。

第1列數字：指球鏡（S），即近視或遠視度數。數字前用正（＋）表示凸透鏡；用負（－）表示凹透鏡。

第2列數字：指散光柱鏡（C），數字前標有正（＋）遠視散光；或負（－）近視散光。

第3列數字：指散光的軸位（A），也就是散光軸的方向。如90表示散光軸位在90度。

第4列數字：指資料獲取的可信度。應要求數字≥6，則表示此次測量值是可信的。

另外，最後一行的PD表示：瞳孔距離（mm），即兩眼瞳孔中心之間的距離。

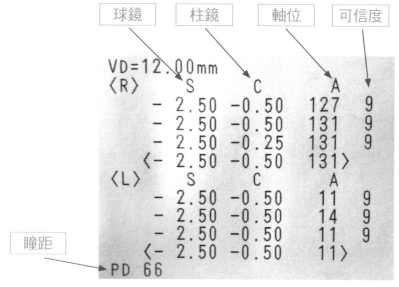

電腦驗光單

　　一般每隻眼睛都會電腦測量3次，之後電腦會自動計算這3次測量結果的平均值。如上圖所示：右眼近視250度，散光50度，軸向131度，兩眼瞳距為66mm。

　　如前所述，電腦驗光只是一個初步的檢查，並不是最後的驗光配鏡處方。最後的配鏡處方是醫生在給受檢者完成相關檢查、綜合分析之後開出。

◉ 六、散大瞳孔檢查對眼睛有害嗎？

　　在眼科視光門診中，當醫生在對兒童初步檢查之後，常會建議家長帶著孩子去做快速散瞳驗光。每當這時，家長總會有些擔心地問：醫生，散瞳對孩子有什麼傷害嗎？而醫生也總會重複地對家長解釋：這個檢查是安全的，每天都會有很多的兒童做這樣的檢查。

　　在驗光過程中，驗光師通常使用短效散瞳藥，既可以達到散大瞳孔和麻痺睫狀肌用來準確驗光，又因為藥物作用持續時間短暫，大大地減少或縮短散大瞳孔和睫狀肌麻痺所導致的不適感覺。一般在散瞳（使用複方托比卡胺）檢查後4~5小時內會有視物模糊現象，不方便看書、寫作業、畫畫等近距離活動，在太陽光等強光下還會有些瞇眼、怕光甚至流眼淚都是正常表現。經過4~5小時後，視力就可以逐漸恢復到平常的用眼狀態了。

少數兒童因為特殊原因（見後節）需要使用長效散瞳藥（阿托品）後，再進行驗光檢查，檢查過後則需要3周左右時間才能恢復至初始狀態。採用藥物散大瞳孔後進行驗光，對人眼一般是很安全的。但仍然需要家長在醫生的指導下正確使用和門診隨訪。

七、哪些人需要做散瞳驗光？

首先，我們要先明確一個概念：只有調節麻痺性驗光才能準確驗出眼的屈光度數（調節麻痺藥物常有散瞳作用）。準確驗出一個眼球的屈光度就等於測量一座山的高度。不能把山腳到山頂高度作為標準，必須從海平面計算起。這裡的海平面就是調節麻痺！

我們曾碰到這樣一個實例：一名戴著厚眼鏡片的家長領著一個同樣戴著不薄眼鏡片的孩子，坐在診療室面對醫生時，說：「醫生您好！我和孩子的視力都不太好，想要檢查一下！」醫生在進行裂隙燈和眼底檢查後，囑咐：「您的孩子需要散瞳驗光；您可以不用散瞳直接去驗光，測量一下近視度數！」這時，家長有些不解問，為什麼大人和孩子同樣驗光，兒童需要散瞳，而大人可以不需要散瞳呢？

一般14周歲以內的患者在驗光前都需要進行散瞳，以減少調

節對屈光狀態的影響。但是，在散瞳前，醫生都會仔細評估眼睛情況，決定是否適合進行這項檢查。通常會在裂隙燈下查看前房深度、虹膜形態，以及使用非接觸眼壓計測量基礎眼壓，以防散瞳引起眼壓升高，促使急性閉角型青光眼的發生。睫狀肌麻痺劑的作用一方面是瞳孔開大、易於檢影，另一方面使睫狀肌鬆弛，獲得準確的屈光度數。

但對於18周歲以上的成人，由於其良好的配合能力而可以不散瞳驗光，現在通常採用模糊的方式放鬆調節，進而能夠準確檢查屈光度數。

對於小於6周歲或首次就診驗光或有內斜視的兒童，需要使用阿托品散瞳後再行驗光，一般每晚睡前使用1次，連續使用7天，或者每天使用3次，連續使用3天；對於6歲以上再次驗光的兒童，若不伴有內斜視，可以採用短效散瞳藥以快速驗光，如托吡卡胺，每5分鐘點1次，連續6次，30分鐘後再驗光。

簡而言之，驗光是否要散大瞳孔，主要依據被驗光者的年齡、眼壓、眼的調節功能、健康狀態、依從性等，醫生要進行綜合分析之後作出科學選擇，以求得到患者最準確的屈光狀態和配鏡處方。

八、使用散瞳藥驗光應該注意什麼？

首先我們要明確使用的是何種散瞳眼藥水，是快速散瞳劑還是慢速散瞳劑？一般使用美多麗或托吡卡胺快速散瞳後，會出現4~5個小時的視物模糊；使用阿托品散瞳時，會出現2~3周左右的視物模糊；使用散瞳劑導致的視物模糊，均為瞳孔散大所致，是可逆的。在這裡，我們提醒注意：

1.使用散瞳藥會引起眼的睫狀肌調節麻痺，瞳孔散大，出現看近物模糊。散瞳期間，應減少看書、看電視以及使用電腦等近距離用眼，年紀小的寶寶不要玩小的玩具，比如鈕扣、小珠子等等。

2.瞳孔散大可引起進入眼內的光線增多，患者會出現畏光現象。所以，在散瞳期間應減少強光照射，戶外活動時建議戴太陽眼鏡或遮陽帽，室內的燈光照明也應適當調暗，更不能使用閃光燈。

3.採用阿托品眼膏擴瞳時，建議在睡前使用，不慎塗到眼瞼皮膚上的阿托品眼膏應擦拭乾淨。

4.採用複方托吡卡胺眼藥水時，只要輕輕點一滴於結膜囊內即可；採用阿托品擴瞳，要用手指或棉花棒按壓淚囊部位皮膚片刻，以減少藥物經鼻黏膜吸收引起的全身副反應（如口乾、頭暈、臉部皮膚潮紅以及心跳加快等）。

5.瞳孔散大期間，注意孩子的運動安全。由於孩子看近模糊，儘量減少孩子攀爬、遊戲，並注意保護，避免意外傷害。

6.適當多喝些水，如果是使用阿托品會有口乾的感覺。

總之，使用擴瞳劑進行驗光檢查時，我們需要知曉以上相關知識。如果還不清楚，應該和醫生取得聯繫，以便得到更多的具體指導。

第七篇

近視眼的非手術矯正
——框架眼鏡

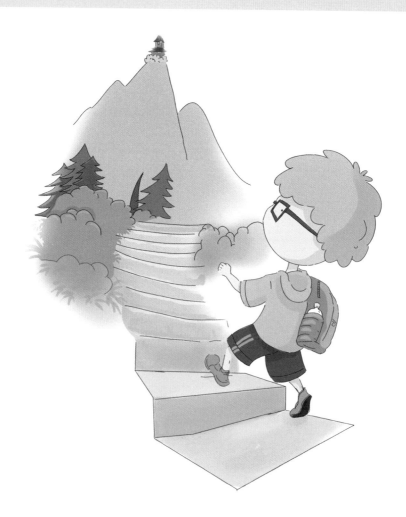

　　戴眼鏡已成為眾多近視者提高視力，改善生活品質的首選。隨著科學技術的發展，眼鏡的種類日益增多，材質、款式及達到的視覺效果也越來越多樣化。下面將分類進行介紹。

◉ 一、眼鏡架的種類

根據材質分類

　　1.塑膠鏡架：大多是由醋酸樹脂或一些天然材料製成的，容易加工，重量又輕，不易過敏，尤其受到老人、兒童喜愛。

　　2.天然材料鏡架：使用玳瑁、特殊木材和動物頭角等天然材質製作的鏡架，其中玳瑁鏡架較多，重量輕、光澤優美、經久耐用，但是價格比較昂貴。

　　3.金屬鏡架：材質常常是某種金屬材料或是合金製成的，堅固、輕巧，種類多。金屬鏡架基本都帶有可活動的鼻托，以便適應各種鼻形。鏡架腳末端常常套上塑膠套，不但美觀，而且起到保護鏡架腳和皮膚的作用。

　　4.混合材料架：多採用金屬及塑膠混合製成。這種金屬眼鏡架的堅固性好，又容易加工成各種外形，造型精巧，同時也增加了鏡架的強度。

根據鏡架的形狀分類

　　1.全框鏡架：最為常用，牢固、容易定型，還可以遮掩一部

分鏡片的厚度。

2.**半框鏡架**：是把框架一部分用尼龍絲嵌入，形成沒有底框的樣式，減輕了鏡架的重量，輕巧別緻。

3.**無框鏡架**：鏡片用螺絲固定，比普通鏡架更加輕巧、別致，但強度與全框架相比稍差。

4.**組合鏡架和可折疊的鏡架**：方便戶外或者閱讀使用。

二、如何選擇眼鏡架？

眼鏡架是將鏡片固定在眼前的一個載體工具。戴一副合適的眼鏡，不僅要矯正視力、看得清楚，還要達到看得舒服、看得持久的目的。尤其對少年兒童，所配眼鏡不能僅僅滿足視物清晰的要求，還要考慮是不是會加重眼睛的負擔。

挑選合適的鏡架對整體的視覺品質有重要的影響。因此，在選擇眼鏡架時，除了考慮外形美觀外，還要注意以下幾方面：

1.**鏡片中心與瞳孔對應**：鏡片的光學中心應與視軸一致，如此才能使矯正鏡片獲得最大的光學效應。眼鏡框的幾何中心尺寸最好接近雙眼瞳孔距離，才能達到最佳的光學效果，過大或過小的鏡框會使得鏡片中心偏離瞳孔區，鏡片引起的三稜鏡效應會干擾視線，影響視野，產生視疲勞。

2.**鏡片與眼睛的距離**：我們把鏡片後頂點至角膜頂點的距

離稱為鏡－眼距，通常以12mm為宜。鏡片切面與角膜切面呈8°~10°夾角。在相同的屈光度下，鏡－眼距過近會使矯正近視的度數增大，矯正遠視的度數減小，人們可以根據鼻樑高低選擇合適的鼻托調整鏡－眼距，來減少鏡－眼距不合適造成的鏡片實際屈光效力的改變。並且鏡片離眼睛太遠，戴鏡者還會看到鏡片外邊，造成定位困難；如果鏡片離眼睛太近，眼睫毛將觸及鏡片，不僅容易造成鏡片模糊，還會產生眼部不適。

3.鏡架的重量：應儘量挑選輕的鏡架來減輕面部和耳朵的負擔，尤其對鼻樑處於發育階段的少年兒童，鼻樑骨比較脆弱，眼鏡重量在13~19g之間較為適合。但也要注意鏡片與鏡架的平衡，如果鏡片過厚（高度的近視或者遠視），最好選擇鏡架腿粗壯、鏡圈較小的鏡架，避免因鏡片太重向鼻樑下滑動而戴不牢靠。

4.鏡架腿長度和外張度：可以根據戴鏡者不同的臉型調整鏡架腿的彎曲度來減輕對耳朵的壓力，減小鏡架腿的摩擦，避免鏡架滑動鬆弛。有研究認為，鏡腿和鏡圈的水準夾角在105°，長期配戴的舒適性和眼鏡度數的穩定性較好。而調整鏡腿時除了考慮戴鏡的穩定，還要注意讓鏡架能夠在面前保持一定的前傾角度，可以根據遠近調整鏡架，視物時更自然。

大多數兒童臉部發育變化大，活潑好動，所以配鏡架要不易移位、斷裂、安全為主要。兒童對眼鏡的摘戴、擺放也不太在意，選擇樹脂及全框鏡架會更安全，不易變形，配戴更持久。鏡

架最好帶有末端環扣樣的特殊掛耳，並在末端穿入鬆緊帶，繞扣在兒童後腦勺上，以免眼鏡下滑。還可以在色彩上滿足兒童的喜愛偏好，減少對戴眼鏡的抵觸情緒。

三、眼鏡片的種類

按眼鏡片的材料分

1.**天然材料**：其主要成分是二氧化矽的水晶製成，硬度大、不易磨損，但是材料價格貴，不能阻止和吸收紫外線和紅外線，光學性能並不適合用來製作眼鏡，因此已逐漸被玻璃和樹脂材料替代。

2.**玻璃材料**：鏡片玻璃由二氧化矽和不同的金屬氧化物混合製成，並且鏡片的顏色因加入的氧化物不同而有異。玻璃鏡片透明度好、硬度高，著色後可以減少強光刺激並且吸收有害射線，既可以矯正視力，還能有保護眼睛的作用。但缺點是易破碎，比樹脂材料重，抗衝擊性差，容易造成對眼睛的傷害。

3.**樹脂材料**：是由具有光學性能的有機物質製成的鏡片，也稱為塑膠鏡片。最大特點是重量輕，約為玻璃鏡片的1/2；其次是抗衝擊性強，比玻璃高10倍，因此具有非常好的安全性和穩定性。這種鏡片容易著色，可以染成各種顏色，吸收紫外線等，適合兒童及青少年配戴；缺點是硬度低，容易形成劃痕和變形，並

且鏡片的厚度比玻璃鏡片厚。目前常用的幾種樹脂材料有聚甲基丙烯酸甲酯（PMMA）、聚碳酸酯（PC）、烯丙基乙二醇酸酯（CR-39）。

目前，在國內市場玻璃鏡片仍佔據主導地位，但眼鏡片材料的選擇已經逐漸由玻璃片向樹脂片過渡，並向鍍膜鏡片發展，未來的鏡片將更輕、更薄、更堅固耐磨，並能阻隔部分有害射線和電磁波。

按鏡片的設計功能分

1.單焦點鏡片：常用的近視、遠視眼鏡即屬於單焦點鏡片，只有一個光度。

2.雙焦點鏡片：又稱「雙光鏡」，在同一鏡片的上方和下方鏡片度數不同，上方鏡片是平光或看遠用的屈光度數，看遠用；下方鏡片看近時用。適合中老年人有近視又老花者，就可以一會看遠一會又看近，解除頻繁戴、摘眼鏡的麻煩。

3.漸進多焦點鏡片：在同一片鏡片上同時具有多重焦點，在鏡片中間的漸進帶上度數由上至下逐點變化，使配戴者在不用付出太多調節力量的情況下，實現遠、中、近距離的連續像的視覺。

其他

1.非球面鏡片：普通鏡片採用球面設計，使得鏡片中央部分和周邊部分成像存在差異，像差和變形增大。而周邊看物體有扭

曲的現象，也限制了配戴者的視野，影響成像品質。非球面設計較好地克服了這些缺點，並使鏡片更輕、更平、更薄，產生更舒適的視覺效果。

2.鍍膜鏡片：就是在鏡片的表面鍍上單層或多層的減反射膜，又稱增透膜，以達到增加透光率、防紫外線、增加鏡片表面硬度以及防水防塵等效果。

3.抗輻射鏡片：是在眼鏡片上加一層抗輻射的膜層。膜層是一種金屬化合物，在鏡片表面形成一種屏障。膜層能減少自然界存在的多種對眼睛有傷害的輻射光源發出的電磁波、輻射波，起到保護眼睛的作用。

4.光致變色鏡片：在適當波長光的輻照下改變其顏色，而移去光源後則恢復其原來顏色的玻璃材質鏡片。鏡片的光致變色性是自動的和可逆的。變色眼鏡能通過鏡片變色調節透光度，協助人眼適應環境光線的變化，減少視覺疲勞，保護眼睛。

◉ 四、如何選擇眼鏡片？

鏡片是框架眼鏡最重要的部分，選擇合適的鏡片不但要達到矯正視力的目的，還要考慮舒適便利，視覺上也有美觀的作用。

目前市場上主要應用的是玻璃片和樹脂片，玻璃鏡片是最傳統的選擇，硬度高、耐磨損是它的優勢，且價格便宜，適合普通

大眾人士和學生選用。

對於少年兒童還是建議選用光學樹脂鏡片，其重量比一般玻璃鏡片輕，受到飽經眼鏡「壓迫」之苦的近視患者，尤其是高度近視患者青睞。並且鏡片輕可以減少對鼻樑的壓迫，減少兒童對戴眼鏡的反感。樹脂材料抗衝擊力強，不易碎，鏡片可以做得更薄，與無框、半框鏡架相容程度好，搭配也毫無問題。因此，樹脂眼鏡使用也越來越廣泛。

雙光和漸變多焦點鏡片是中老年消費者常選購的鏡片，它們的特點是在一副眼鏡中不同區域有不同的度數，既可看遠又可以看近，解除頻繁戴、摘眼鏡的麻煩。但是，雙光鏡片有「視物像跳」的現象，影響配戴者的生活便利；而漸變多焦點鏡片是通過逐步連續改變鏡片焦距的原理，達到既可看遠又可看近的目的，所以使配戴者感覺舒適。

另外，還可以根據個人的需要選用鍍膜的鏡片，可以有耐磨損、抗汙、抗輻射的效果，還能防止反光或者變色，使眼鏡的配戴更舒適、更健康。

◉ 五、科學驗光配鏡

屈光不正的患者應該在醫師、驗光師檢驗以後進行專業配鏡。合適的眼鏡除了幫助提高視力以外，還能減輕眼睛視物的負

擔，並防止度數進一步加深。科學的驗光配鏡，應當經過以下幾個步驟：

1.驗光：配鏡前需要經過仔細的驗光來測定眼睛的屈光度數。驗光的方法有很多，有主覺驗光（綜合驗光）和他覺驗光（人工檢影及電腦驗光）。對青少年兒童，一般都建議藥物散瞳後進行驗光，可排除調節作用的干擾，客觀而準確地確定眼的屈光狀態。

2.複驗：在驗光得到試戴鏡片的度數之後，一般還要進行複驗（散瞳驗光的人要等到瞳孔復原以後再驗）。複驗時讓配鏡的人充分試戴，根據患者的感覺、視力的改善和對眼鏡的接受情況對鏡片進行調整，特別是對有散光和兩眼度數差別大的人，要通過調整確定眼鏡的度數，這樣才能獲得良好的矯正效果。

3.合理的矯正視力：近視眼配鏡的目的是提高視力、消除視疲勞，合理的矯正視力，要做到用最小的度數達到最合適的矯正視力。例如使用-1.5D、-2.0D、-2.5D的鏡片都可以使矯正視力達到1.0，這時候應該選最低的-1.5D最合適。也不應該一味地追求最好的矯正視力，青少年合理的矯正視力應該在0.8~1.0。

4.根據情況選擇度數：年輕人低於600度的近視應當充分矯正，並且經常戴鏡，不僅提高視力，還能預防斜視。超過600度的高度近視或長期沒戴過眼鏡的成年人，初次戴鏡常常難以接受，可以考慮將度數降低1/3，等慢慢適應以後再逐漸增加度數。

另外，對已經發生斜視的近視者更要視情況而定。

5.**散光和屈光參差的矯正**：伴有散光的近視者還要對散光進行矯正。低度的規則散光可以不矯正，如果軸向有變或者對視力、視疲勞有影響，度數低也要矯正。要注意的是不可以過度矯正，散光軸位一定要準確。若有屈光參差，兩眼鏡片度數不應該大於300度；否則建議選用角膜接觸鏡。

6.**準確測量瞳距**：兩個眼睛瞳孔中心之間的距離叫做瞳距。配眼鏡應當保證眼鏡片的光學中心和視線一致，也就是說要對準瞳孔。如果不一致，戴鏡後就容易發生頭暈、視物疲勞的情況，近視度數越大越容易發生。所以，測量瞳距非常重要，通常用專業的儀器進行測量。也可用瞳距尺測量。

通過規範的驗光、專業的度數設計、正確的瞳距測量、充分的試戴調整，就可以得到一副合格的眼鏡。眼睛的度數有變化時一定要加以重視，學齡兒童應該至少6個月復查一次眼睛的度數，如果有較大變化必須及時調整。

六、「醫學驗光」的提法由來

隨著我國屈光不正的發生率逐年升高和低齡化趨勢，驗光配鏡的重要性也被大家越來越關注。驗光的方法可以分為他覺驗光和主覺驗光。他覺驗光是通過觀察被檢者瞳孔中光影移動變化，

從而對屈光狀態進行判斷；主覺驗光是通過被檢者戴上矯正鏡片後對矯正視力的改善情況進行判斷。

驗光的設備除了驗光鏡片箱和檢影鏡等常規設備外，還有電腦驗光儀和綜合驗光儀。電腦驗光儀只能對屈光狀態作出初步篩選，絕不能以它的結果作為驗光的標準。綜合驗光儀集多種檢查功能於一體，它不但能檢查球鏡屈光度，還能正確查出散光度數和散光軸向，此外，還能對眼位、調節情況以及雙眼單視功能等作出正確的判斷。

醫學驗光是綜合常規驗光和視覺功能情況綜合判斷得出科學驗光處方的過程。總之，醫學驗光的核心在於，必須根據眼的調節與眼位情況作出正確的驗光處方，使雙眼獲得最大的雙眼單視功能。從醫學角度來講，配戴矯正眼鏡的目的不但要使患者看清物體，還要使之戴鏡舒適，並且可以治療某些可能存在的疾病，比如視疲勞、隱形斜視等，而醫學驗光則是基礎。驗光配鏡並不是一個普通的商業行為，而是一個嚴格的醫學過程，醫學驗光為配鏡處方的科學性、合理性提供了有力保證。

七、什麼是漸進多焦眼鏡？

漸進多焦點鏡片是一種上方用於看遠、下方用於看近，上下度數不同的鏡片。

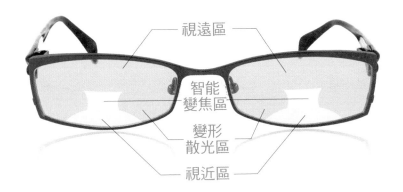

視遠區

智能
變焦區

變形
散光區

視近區

　　這種鏡片特點是：上方固定的遠用度數到鏡片下方固定的近用度數不是突然改變的，而是在兩者之間通過兩側屈光力循序漸進的變化而逐漸過渡的。這種特殊鏡片的設計靈感來源於象鼻子的形狀。人們使鏡片前表面曲率從頂部到底部連續地增加，可以使其屈光力相應變化，即屈光力從位於鏡片上部的遠用區，逐漸、連續地增加，直至在鏡片底部的近用區達到所需近用屈光度數。

　　漸進多焦點鏡片的設計初衷是為老視患者提供自然、方便和舒適的矯正方式，一副眼鏡既可以看清遠處，又可以看清近處，還可以看清中距離物體。所以，我們又把漸進鏡片形容成「會變焦的鏡片」，戴上之後能使一副眼鏡相當於多副眼鏡使用。

　　但是，漸進多焦鏡片的配戴需要適應期。剛配戴漸進多焦點鏡片時，均有左右側邊景物晃動現象，看遠或看近模糊等不舒服的感覺。需經短期戴用後才能適應。

◉ 八、漸進多焦鏡能阻止近視度數增加嗎？

我們先作如下分析：關於近視是如何產生的，很多眼科醫生認為是眼睛的過度調節引起的。當從看遠移到看近的時候，眼能改變自身的聚焦力，使近距離物體在視網膜上形成清晰的圖像。眼球這種自動調焦的功能稱為調節。

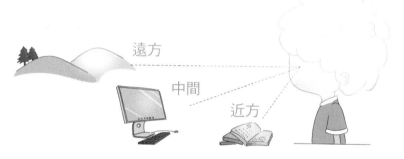

青少年在近距離閱讀時使用了調節，長時間使用調節，將產生調節痙攣，可能引起眼軸增長，就使得近視發生。隨著進一步長時間閱讀工作，使得近視加深。

醫生希望通過放鬆調節來治療近視，因此，漸進多焦點鏡片逐漸應用於控制青少年近視發展之中。簡單地說，看近處需要調節，漸進多焦點鏡片就是讓原本400度近視的患者，看近處的時候只用200度的鏡片，原本200度的遠視眼患者，看近處時增加到400度，調節就得到了放鬆。那麼這種放鬆調節的方式能不能減緩近視的發展呢？

目前國內外學者認為，配戴多焦鏡和普通單光鏡相比，青少

年近視加深的程度區別並不大。美國多中心研究COMET計畫報告中也證實，配戴漸進多焦鏡對伴有隱性內斜視的近視患者或許有一定的效果，但對隱性外斜視的近視患者反而可能有害。

國家衛生和計劃生育委員會近視眼重點實驗室褚仁遠教授也指出：「兒童在漸漸長大成人的過程中，身體各個方面都在逐漸發展，眼睛的調節功能也是在發育過程中。使用漸進多焦點鏡片這種讓調節不斷放鬆的鏡片，就如同擔心剛剛學步的孩子太累，以車代步，其效果是不讓他得到應有的鍛煉。除了10%的調節功能太強的內隱斜者，一般的青少年都不適合使用漸進多焦點鏡。」

現有研究認為，兒童近視眼的發生發展主要原因不是調節太強，而是調節遲緩。那麼，想用多焦鏡阻止近視發展和減少視力疲勞，等於射擊沒對準靶心！所以，通常情況下，我們並不推薦兒童青少年使用漸進多焦鏡來控制近視度數的增長。

九、兒童配戴眼鏡後，近視度數為什麼還會加深？

不少近視兒童配了眼鏡後，視力已經達到了正常水準，可是過了一兩個學期，又發現看遠處物體變模糊了。到醫院一檢查，發現近視度數又加深了，需要重新驗光配鏡。這樣一來，引起很多家長的疑惑，甚至有家長錯誤認為「孩子不能戴眼鏡，越戴度數越深，戴了眼鏡以後就摘不掉了」。的確，兒童戴了眼鏡之

後，近視度數仍然可能會加深。這又是為什麼呢？

兒童配戴眼鏡後，近視度數加深的主要因素可有：

1.配鏡不合適：有些家長對孩子配眼鏡並不慎重，沒有經過正規的醫學檢查，而是從眼鏡店或商店裡隨便買一副眼鏡，感覺看得清楚就以為可以了。卻不知道，這樣雖然看東西比原來清晰，但時間一久卻會導致眼睛酸脹、視疲勞，從而使視力下降。因此，兒童青少年配鏡一定要經過專業的醫學驗光，在醫生或驗光師的指導下規範配鏡。

2.用眼衛生習慣不好：很多家長常以為配了眼鏡就萬事大吉了，並不注意孩子的用眼習慣。比如寫作業或看書時距離還是很近，或是喜歡躺著看書、邊走路邊看書、站在陽光下或者在昏暗房間裡看書，再如閱讀時間太久，看電視距離太近，長時間上網玩遊戲等等。這些不好的用眼習慣都會引起眼睫狀肌過度調節而產生視疲勞，時間久了，近視度數必然就會增加了。

3.不能堅持戴鏡：一些小朋友把戴眼鏡看成是一種負擔，於是看遠時戴，能勉強看見的就不戴了；或上課時戴，課後就不戴了；有的甚至害怕經常戴眼鏡會使近視度數愈來愈深，害怕以後再也摘不掉眼鏡了。時戴時不戴，使眼睛經常處於不穩定的調節狀態，久而久之，近視度數也會不斷加深。

4.病理性近視：有一些小朋友近視發生很早並且發展很快，戴眼鏡後近視度數還會繼續加深，這與家庭遺傳有關，我們稱為

病理性近視。通常要到20歲甚至30歲以後，度數才能逐漸穩定。

5.營養不均衡：過多食用甜食，而鈣、鋅等微量元素和維生素攝入不足，導致眼球發育欠佳，也會使近視度數進一步加深。

總之，兒童配戴眼鏡後，近視度數加深有諸多因素導致，不能誤認為是戴眼鏡引起的。

◉ 十、周邊離焦眼鏡的展望

在兒童青少年近視發展過程中，由於不配眼鏡或者配的眼鏡不合適，都可以引起眼睛旁中心離焦，導致眼軸補充性增長，產生近視或者近視度數加深。國家衛生和計劃生育委員會近視眼重點實驗室帶領的團隊進行反復試驗研究，找出適合我國兒童的減小旁中心離焦的光學範圍離焦坡度，研發出了新型的減少旁中心離焦性鏡片。通過對遠距離和近距離配戴鏡片的人群進行測試，鏡片的舒適度、清晰度和接受度都得到了良好的主觀評價。可以減少旁中心離焦現象，又使可見清晰視野最大，並且符合人眼掃視的習慣，帶來足夠的周邊清晰度、舒適度。因此，有眼科專家推薦：正處於生長發育期的近視孩童配戴眼鏡，有助於延緩眼軸增長，控制近視發展。

有必要提醒：周邊離焦眼鏡的臨床確切療效還有待進一步觀察。

第八篇

近視眼的非手術矯正——
角膜接觸鏡（隱形眼鏡）

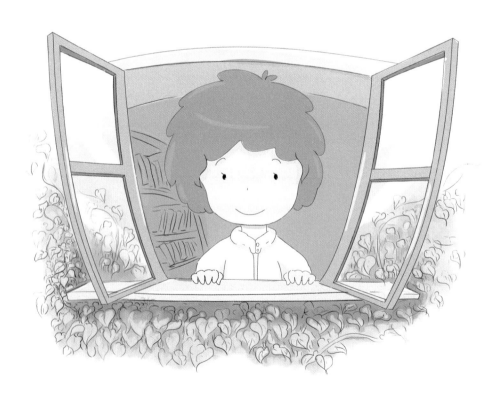

◉ 一、什麼是角膜接觸鏡？

角膜接觸鏡是一種貼附在角膜表面、用來矯正視力或保護眼睛的鏡片，因為在外觀上不容易被發現，所以也叫隱形眼鏡。1508年，科學家達芬奇發現將頭伸進盛滿水的玻璃缸，從缸裡觀察外面的景物可以改變眼的視覺效果，從而產生了把鏡片直接戴在眼睛上的想法。1887年，醫用隱形眼鏡在德國問世。

隱形眼鏡的鏡片通過淚液貼附在角膜上，鏡片、淚液和眼的屈光系統組成了一個新的屈光系統。通過設計改變隱形眼鏡的彎曲度、鏡片厚度及鏡片材料，可以製作出不同的鏡片，用來矯正不同度數的近視、遠視等屈光不正。

◉ 二、角膜接觸鏡有哪幾種？

按照製作角膜接觸鏡的材料及軟硬度的不同，可將角膜接觸鏡分為：

1. 硬性角膜接觸鏡：早期的硬鏡是由聚甲基丙烯酸甲酯（PMMA）為主製作的，因為透氧性差、配戴不舒服而生產逐漸減少。當今所用的一般都是硬性透氧性角膜接觸鏡（RGP），具有良好的透氧性能，不容易引起缺氧、乾眼等損傷角膜的不良作用。硬鏡由於硬度高而不容易變形，對一些高度近視和散光的患

者有很好的矯正效果。尤其對角膜外傷、圓錐角膜等一些眼病引起的散光，是唯一有效的提高視力的辦法。

此外，硬鏡護理方便，視覺成像清晰，長期使用併發症少，安全性好。硬鏡的缺點是驗配比較複雜，配戴需要大約1~2周的適應過程才會感覺越來越舒適。

2.軟性角膜接觸鏡：它由含水的高分子化合物製成，鏡片柔軟、透氧、配戴舒適，驗配比較簡單，價格便宜，是大多數使用者的首選，也是目前市場上銷售最多的隱形眼鏡。

軟鏡可以分為傳統型（更換時間長）、頻繁更換型和拋棄型。由於軟鏡容易吸引一些雜質沉積在鏡片上，時間長了可能使眼睛乾澀、癢痛，所以軟鏡更換週期不能太長，護理也比較複雜，長期使用併發症多。16歲以下的青少年度數變化快，自理能力較差，因此不建議16歲以下青少年使用軟性角膜接觸鏡。

根據角膜接觸鏡的用途可分為：

1.光學角膜接觸鏡：用於矯正各種屈光不正、屈光參差、圓錐角膜、無晶體眼等。

2.治療用角膜接觸鏡：用於治療眼病的特殊接觸鏡，鏡片大多含有藥物，配戴以後可以緩慢釋放藥物起到治療的效果。

3.美容性角膜接觸鏡：配戴後可以改變眼睛的顏色，起到美化眼部的功能。還可以為眼睛虹膜缺損的人提供一個人工瞳孔，或者遮蔽角膜上的白斑、瘢痕，起到醫療美容的作用。

三、角膜接觸鏡的優點

與框架眼鏡相比，角膜接觸鏡有其獨特的優點。

1.配戴舒適、運動便利：角膜接觸鏡輕薄，不壓迫鼻樑和耳朵，外觀上不易察覺。尤其適合運動員、演員等不方便配戴框架眼鏡的職業工作者，配戴時也不會產生水霧現象。

2.縮小兩眼物像大小的差異：有些人兩眼的屈光度相差比較大，例如一隻眼睛高度近視，另一隻眼正視或輕度遠視，如果戴框架眼鏡，兩個眼睛接收到的物像大小差異很大，難以融合成一個物像，還會感覺頭暈、看不清。而配戴角膜接觸鏡可以解決上述問題，光線通過角膜接觸鏡在視網膜上形成的物像和不戴鏡時相差並不大，從而保證了雙眼單視功能。

3.消除三稜鏡作用及斜向散光：戴框架眼鏡時，因眼球在鏡片後面轉動，有時使用的是眼鏡周邊部的度數，影響了視力和周邊視野，並產生三稜鏡作用以及斜向散光，度數越高影響越明顯。而角膜接觸鏡緊貼在角膜上，無論眼球向哪個方向轉動，都不會影響光線從中央進入眼睛，就很好地避免了這一缺陷。

4.具有治療、防護、美容等多種功能：各種顏色的角膜接觸鏡，可改善外觀，含藥物的角膜接觸鏡可用於治療角膜疾病，保護受傷或手術後的角膜。還可以通過在鏡片材料中添加某些成分，或者將鏡片的一部分染成一定顏色，選擇性地遮蔽部分或全

部光線來抗紫外線，改善虹膜缺損或白化病患者的畏光症狀，提高紅綠色盲患者的色覺以及治療弱視。

四、角膜接觸鏡的缺點

角膜接觸鏡在發揮它多種多樣優勢的同時也具有一些缺點，因此它並不能完全取代框架眼鏡，應用上仍有其局限性，主要表現在以下方面：

1.直接接觸角膜，具有刺激性：角膜接觸鏡放在眼內是一個異物，對眼睛有一定的刺激性，配戴有異物感，尤其是軟鏡長期配戴容易吸附淚液中的沉澱物、致病微生物及護理液的成分，引起過敏、炎症等併發症，對眼睛產生損害。

2.取戴麻煩，護理要求高：使用角膜接觸鏡之前需要在專業人員指導下練習取戴方法，連續戴用的時間不能太長，平時要經常清潔、消毒，對配戴者的個人衛生習慣以及依從性要求也比較高，需要定期隨訪。

3.年齡有限制，眼部有病不宜：老年人或兒童不能自行熟練配戴和清潔鏡片者，不適合配戴角膜接觸鏡，特別是兒童的屈光度數不穩定，如果不是特殊情況，一般不建議使用角膜接觸鏡。另外，眼睛有沙眼、結膜炎、角膜炎、外傷等疾病的患者也不適合戴，以免加重病情。

4.職業特殊、工作環境差者不宜：一些戶外工作者在風沙較大的地方，或工作居住在化工廠、水泥廠、煤場等常有強酸強鹼刺激、灰塵過多的環境中，也不適合配戴。

最後，角膜接觸鏡的訂製加上長期的護理及隨訪，比使用框架眼鏡的費用要貴，需要患者視個人經濟條件而選用。

五、哪些人適合配戴角膜接觸鏡？

角膜接觸鏡不僅具有和框架眼鏡一樣矯正視力的作用，同時還有很多其他的功能和優點，因此它適用的範圍較為廣泛。至於哪些人適合配戴角膜接觸鏡，目前尚未有統一標準。主要應用在以下方面：

1.矯正視力：角膜接觸鏡用於矯正近視、遠視以及散光，可以達到和框架眼鏡相類似的效果。硬性接觸鏡特別適用於矯正角膜瘢痕或圓錐角膜引起的不規則散光。對於兩眼度數相差過大或者一個眼睛無晶狀體的患者，用框架眼鏡會造成兩眼物像相差太大無法融合，戴框架眼鏡後極不舒服，當改戴角膜接觸鏡後就可以克服上述現象，從而保持雙眼單視功能。

2.職業需要：某些特殊行業的要求，如運動員、司機及戶外工作者，配戴角膜接觸鏡可避免鏡片破碎引起意外，以及鏡片上水汽使視力模糊；對演員、主持人，角膜接觸鏡可以幫助他們展

現神采，塑造形象。

3.治療眼部疾病：角膜接觸鏡可以保護眼睛的傷口癒合和減少瘢痕形成；將鏡片的一部分染成一定顏色，選擇性地遮蔽角膜可以用於弱視的遮蓋治療；對虹膜有缺損的人，有色的角膜接觸鏡可以起到人工瞳孔的作用等。

4.美容：一些近視度數特別高的人不願意配戴厚重的框架眼鏡，角膜接觸鏡就可以幫助他們實現這一願望。

六、哪些人不適合配戴角膜接觸鏡？

一般來講，有以下情況時，不適合配戴角膜接觸鏡：

1.不具有一定行為能力者。

2.年齡過小不能自行配戴並且不配合家長幫助的兒童。

3.手法操作不靈敏、不講衛生的人。

4.特殊職業，如游泳運動員、拳擊選手等。

5.特殊工種，如長期在乾燥、多煙霧、多灰塵環境工作的人。

6.經常接觸有毒、有害化學物品者。

7.患有眼部疾病，如結膜炎、角膜炎、鞏膜炎、翼狀胬肉、嚴重乾眼症、沙眼、角膜水腫、角膜變性、角膜營養不良等。

8.眼球高度突出、角膜知覺不靈敏、多淚、無淚。

9.過敏體質或曾經發生過敏性結膜炎等。

七、角膜接觸鏡的選擇與正確配戴

　　角膜接觸鏡的驗配是一個嚴格而科學的醫療過程，為了保證配戴的安全性和有效性，儘量在專業的醫療機構由醫師負責完成。在這個過程中要注意以下幾個方面：

　　1.是否適合配戴：判斷一個人是不是適合配戴角膜接觸鏡需要去醫院，由醫生確定。配戴前醫生必須瞭解配戴者的一般健康狀態，對眼睛作全面的檢查和評估、檢測視力、精確驗光，做完所有檢查後開出角膜接觸鏡處方，指導配戴過程。注意要在處方的有效期限內進行驗配，否則時間過久了眼睛的情況發生變化，需要重新檢查以後才能驗配。

　　2.配戴前必要的檢查：配戴前醫生需要對配戴者進行全面的檢查，包括：裸眼視力和矯正視力、精確的驗光、眼前部和眼底的觀察、淚液和淚膜的檢查、角膜曲率半徑和角膜地形圖、瞳孔直徑和角膜直徑。

　　3.鏡片試戴和試戴評估：根據個體眼睛的檢查結果，選擇合適的試戴鏡片，配戴5~10分鐘（硬鏡需要稍長試戴時間，大約30分鐘），等鏡片在眼睛裡放穩定後，評估配戴者配戴後舒適度、戴鏡的矯正視力、鏡片是不是會移動、位置是否合適、有沒有過

緊或過鬆等。根據配戴者的要求、動機、個人特徵、試戴時的感覺，結合所有的檢查結果，醫生為配戴者選擇出最合適的鏡片。

4.正確取戴鏡片：在醫師的指導下學會自己取戴鏡片。剪短手指甲並磨平，洗手後擦乾指尖，確定鏡片的正反面，然後規範地摘戴鏡片。練習時準備好消毒水和護理液，操作要衛生並注意清潔鏡片，分清左右眼。

5.適應性練習：初戴角膜接觸鏡的人由於不習慣鏡片的刺激，可能產生異物感、眼睛發乾、看東西不太清楚，因此應該慢慢延長配戴時間。軟鏡從每天4個小時，逐漸加到12~16小時；硬鏡開始每天戴3小時，逐漸加到8~12小時。一般戴鏡一兩周後，這些不舒服的感覺會慢慢減少，如果戴鏡兩周以上仍然感覺不適，應當停止戴鏡，並請醫生查找原因，酌情處理。

6.護理指導：連續戴鏡的時間不能太長，日戴型的鏡片必須每晚摘下，按照規定的程序清潔、沖洗和消毒、儲存鏡片，定期更換儲存液，取出鏡片後要將儲存液和鏡盒徹底清潔，保持鏡片盒清潔衛生。注意護理液和儲存液的有效期限。

7.定期復查：配戴角膜接觸鏡後的復查分為主動復查和被動復查。主動復查是指配鏡後1周、1個月、3個月以後每6個月都去配鏡處復查一次，內容包括視力檢查、鏡片檢查、眼部檢查和配適檢查，復查完後應及時記錄處理情況並預約下次復查時間。被動復查則是在配鏡者覺得眼睛有不舒服的症狀，必要時隨時到驗

配機構去復查。

正確配戴角膜接觸鏡應包括以下過程：

1.戴前準備：將過長的指甲剪掉，用流動水洗手後，保持指端相對乾燥。在臺面上鏡子前放一塊毛巾，防止鏡片掉落。確認鏡片乾淨、完整，將鏡片放在右手食指前面，分辨鏡片的正反面，使鏡片內曲面朝上。養成每次先戴右眼後戴左眼的習慣。

2.戴鏡：鏡片置於右手食指前端，使其內曲面向上，右手中指往下拉開下眼瞼，左手食指貼近上眼瞼緣，將上眼瞼往上拉起。眼注視前方，食指把鏡片對準角膜，輕輕把鏡片放到角膜中央。慢慢鬆開拉眼瞼的手指，閉上眼睛上下移動眼球，再睜開眼睛。同樣的方法戴另外一隻眼睛鏡片。

3.摘鏡：軟鏡摘取時用左手的食指或中指拉開上眼瞼，右手的中指拉開下眼瞼，向上方視，右手的食指將鏡片移向下方後，與拇指一起將鏡片捏出。硬鏡摘取可以用擠出法，對著鏡子注視前方，瞪大眼睛，以兩手的食指分別按壓上下眼瞼（不能將瞼緣翻起），再將位於鏡片上緣之上的上眼瞼順閉眼之勢，緊貼角膜向下擠壓，鏡片就會被頂出並被眼瞼夾持，然後取出鏡片。或者用吸棒對準角膜表面的鏡片，吸著後將鏡片移到角膜旁邊，再將鏡片吸出來。

八、戴角膜接觸鏡對眼睛有損害嗎？如何治療？

大多數情況下，角膜接觸鏡是安全的。但是，它畢竟是直接接觸角膜的鏡片，如果鏡片的品質不佳、戴鏡的時間太長、鏡片不清潔或是眼睛本身不適合戴鏡，都有可能引起眼睛的損傷，嚴重時會威脅到視力，甚至失明。下面介紹幾種較常見的損傷與處理方法：

1.初戴時的反應：有些人初次戴鏡由於鏡片的刺激和心理上的因素，會感覺眼睛有輕微的乾澀感、畏光、短暫視近模糊、異物感，檢查卻看不到明顯的異常。這是正常的生理反應，一般在經過約一周的適應期後，症狀就會自然消失。

2.巨乳頭性結膜炎：主要見於戴軟性接觸鏡的患者。上眼瞼結膜面出現巨大的乳頭狀突起，原因可能是鏡片刺激機體引起的過敏反應。一旦發生這種情況應當停止戴鏡，可以用色甘酸鈉滴眼液等抗過敏藥物點眼，過幾天或者幾周後症狀將慢慢好轉。

3.角膜上皮損害：由於戴鏡時間過長，角膜上皮缺氧，出現灰白色的混濁、角膜上皮水腫，還可能進一步發展成上皮壞死。多見於戴硬鏡者，感覺視力模糊、有異物感、流淚等。這種情況也要停止戴鏡，同時用抗生素眼藥水預防感染。

4.角膜新生血管：戴軟性角膜接觸鏡的患者常出現角膜周邊部形成的新生血管。這是由於角膜缺氧引起的，鏡片透氧性差、

戴的時間過長、鏡片太緊都會使角膜缺氧。建議更換合適的鏡片，並且減少持續戴鏡的時間。

5.感染性角膜炎：戴用時間過長、夜間戴用、鏡片透氧性差或壓迫過緊是導致感染性角膜炎的危險因素。感染性角膜炎是接觸鏡最嚴重的併發症，發展很快並且後果嚴重。應當及時去醫院就診，並按照感染性角膜炎的病原學分類，準確診斷及時治療。

6.乾眼：長期戴角膜接觸鏡會增加淚液的蒸發，引起眼睛乾澀、疼痛，發生乾眼症。應根據乾眼的程度進行處理，儘量減少戴鏡的時間，或更換合適的鏡片。

九、什麼是OK鏡？

OK鏡是「角膜塑形鏡」的英文縮寫，這是一種特殊的硬性隱形眼鏡。近視OK鏡的鏡片形狀中間平坦、周邊陡峭，配戴在角膜上可以輕輕按摩角膜，配合眼睛的運動及淚液的衝擊作用，慢慢地給角膜施加一定的壓力，從而改變角膜的形狀，當角膜被壓平到一定程度，就可以有降低近視或散光度數的作用。

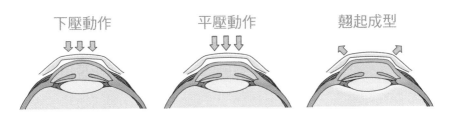

下壓動作　　　平壓動作　　　翹起成型

鏡片採用高透氣材料加工製作，配戴者每天配戴8~10小時，角膜被壓之後，其餘時段眼睛處於不近視或降低了度數的近視狀態，就可以不用戴任何眼鏡了。比如，夜晚睡覺時戴上OK鏡，那麼白天不用戴眼鏡也可以看得清楚了。但是，角膜是具有彈性的，不戴鏡後會逐漸恢復到戴鏡前的狀態。因此，戴OK鏡降低近視的效果是暫時的，需要長期配戴才能保持效果。

十、OK鏡能有效治療近視嗎？

OK鏡是一種特殊設計的高透氧角膜塑形鏡片。通過鏡片、眼瞼和淚液共同對角膜的擠壓作用，逐步使角膜彎曲程度變平、眼軸縮短，恢復到原生理狀態，從而矯正近視。OK鏡通過重塑角膜的前表面形狀，改變視網膜的周邊屈光度，進而控制近視的發展。因此，OK鏡控制或減緩兒童和青少年近視度數加深的效果還是受到眼科專家的認可。

但是，OK鏡是通過改變角膜的形狀來達到降低近視度數的目的，角膜形狀的改變有一定的限度，所以OK鏡能夠降低的度數也是有限的。根據臨床觀察，OK鏡平均只能對600度左右的近視有降低作用。

此外，OK鏡治療近視也並不是「一勞永逸」的。OK鏡將角膜中央壓平坦，一旦停止戴鏡，角膜由於自身彈性作用，很快

又會恢復原狀，近視的度數就會回升了，這種現象叫做「近視回退」。因此，為了保證矯正的效果，需要療程結束後堅持配戴一段時間，鞏固治療的效果，年齡越小需要配戴的時間越長。

總之，OK鏡控制青少年兒童近視眼度數加深的作用已得到公認，OK鏡晚上配戴，白天「摘鏡」，不影響孩子的學習和生活。

◉ 十一、配戴OK鏡之前要做哪些檢查？

配OK鏡應當到專業的醫療機構，在醫生的指導下，仔細檢查，科學驗配。需注意事項如下：

1.瞭解知識：配戴者及家屬應當諮詢、瞭解角膜塑形鏡的相關知識，有明確的動機和非常好的依從性。

2.必要檢查：判斷是否適合配戴OK鏡，需要做如下檢查：包括遠近視力、矯正視力、驗光、眼前部、眼底、眼壓、角膜曲率、角膜地形圖、角膜內皮細胞計數、角膜厚度、眼軸、淚液測試等。

3.初步試戴：醫生根據檢查結果選擇合適的鏡片進行試戴，觀察配戴以後是不是舒服，是不是有視力提高的情況，有沒有不良反應，再確定最後處方。

4.正式配鏡：患者確定配鏡後，要簽訂配鏡同意書，醫生向廠家訂做鏡片。

5.使用指導：學習摘戴鏡片，掌握正確清洗、保存鏡片的方法；瞭解注意事項、不良反應、護理常規、緊急情況處理。

6.定期復查：首次戴鏡後第2天回到醫生處復查，判斷鏡片是不是合適，是否不需要更換就可以繼續戴。然後，第1個月每週復查一次，6個月內每個月復查一次，以後兩三個月復查一次。

因此，得到一副合適有效的OK鏡，需要和醫生配合，耐心地完成所有程序。

十二、哪些人適合配戴OK鏡？

並不是所有近視的朋友都適合戴OK鏡。為了保證配戴的安全和有效，須遵循如下注意事項：

1.近視度數持續加深的青少年可以通過戴OK鏡控制近視的發展，兒童最好在7歲以上、家長能夠仔細照顧，並且和負責醫生保持良好聯繫。一些有特殊需求的成人，在醫生的指導下也可以戴OK鏡。

2.近視度數過高者不宜配戴OK鏡。OK鏡的重要併發症之一是中央定位偏移，因此有無散光甚為關鍵。一般近視度數在600度以下、遠視在200度以下、散光不超過200度的人適合戴，特別對400度以下的近視效果明顯。有統計資料顯示，對於-300度以下者，戴鏡後翌日裸眼視力≥0.8者約達85%。

3.角膜的屈光力在41~46D之間比較合適，超過範圍驗配的難度會比較大，矯正的效果也不理想。角膜表面要規則，瞳孔大小正常，眼壓在正常範圍內，不存在眼部疾病者。

4.配戴者應該有很好的依從性，聽從醫生的指導，定期復查，能夠照顧好自己並且有很好的個人衛生習慣，兒童就需要有家長的精心照顧。同時也要理解，OK鏡控制近視並不是萬能的，仍然有潛在的問題和局限性。

5.還有一些人因為對軟性鏡過敏、戴後不舒服等不適合戴隱形眼鏡，或者是為了活動方便、職業安全要求等不適合戴框架和隱形眼鏡，也可以考慮戴OK鏡，因為OK鏡是比較方便配戴，而且是睡覺的時候戴，會減輕不舒服的感覺，也不妨礙白天的學習和生活。

6.OK鏡與框架眼鏡不能混戴。有一種現象，例如戴OK鏡翌日裸眼視力達不到0.8者，又戴上框架眼鏡，即OK鏡與框架鏡合用。這是不可取的！理由是：如此這般，又會因普通框架眼鏡造成旁中心遠視離焦，從而抵消了OK鏡對旁中心遠視離焦的改善作用。

第九篇

近視眼的手術治療

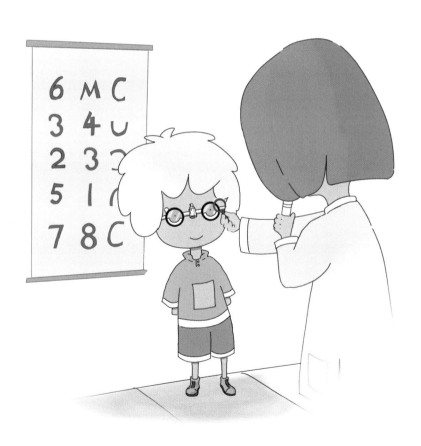

在邁向文明社會的今天，人們對高品質的生活有著不斷追求，越來越多的人通過近視眼手術恢復了清晰的視力，給工作、學習、生活帶來了便捷，提高了生活品質。這其中不乏一些人是想摘掉眼鏡，一些青年因參軍、公招體檢、職業需求，還有一些人想減輕近視度數讓眼鏡變薄，如此等等。應該講，近視眼手術是一個系統工程，故在此難以全面呈現。現就大眾最關心的一些問題以及目前主流的手術方式予以簡明介紹。

一、鐳射近視眼手術安全嗎？

近視眼手術安全嗎？這是所有想要做近視眼手術的人最關心的問題。

近視眼手術在我國開展已有20多年的時間。隨著手術技術的革新，手術設備的改進，手術也相對變得越來越安全。準分子鐳射是一種能夠精確聚焦和控制的紫外光束，切削精度非常高，對手術區周圍組織不會產生損傷，並且沒有角膜穿透力，不會影響到眼內組織。目前的鐳射手術都配備眼球主動跟蹤系統，即眼球轉動時，鐳射會跟蹤發射或停止鐳射，這就大大增加了角膜鐳射切削的精確性與安全性，以確保治療過程安全。

近視眼除眼球的前後徑偏長外，另一主要原因就是角膜前表面過凸所導致的。手術的方式是通過在角膜基質層進行鐳射切

削，使角膜的前表面變得平坦，使外界光線能夠在視網膜上準確聚焦，從而達到矯正近視的目的。

近視眼鐳射手術需要滿足的基本條件如下：

1.合理的手術預期。

2.年齡≥18周歲。

3.顯著屈光參差的弱視兒童（年齡<18周歲）。

4.屈光度穩定2年以上。

5.排除相關眼病，如圓錐角膜、嚴重乾眼、眼部活動性炎症等。

6.無結締組織病及自身免疫性疾病，如糖尿病、類風濕性關節炎等全身相關禁忌。

7.瘢痕體質及妊娠哺乳期者除外。

◉ 二、近視眼手術種類

從廣義上講，現今的近視眼手術可以分別選擇在眼的角膜、晶狀體、鞏膜之上進行。目前，臨床上使用最多的是鐳射角膜手術和人工晶狀體植入手術。

1.準分子鐳射手術

近視鐳射手術，是應用準分子鐳射將角膜中央區削平，從而改變眼的屈光度，達到矯正近視的目的。主要手術方式有LASIK

和LASEK。

1.準分子鐳射原位角膜磨鑲術（LASIK）：LASIK的手術過程採用了微型角膜刀製作一個帶蒂的角膜瓣，掀開角膜瓣後在基質床上進行準分子鐳射的切削，最後復位角膜瓣。該手術具有術後刺激症狀輕、屈光狀態穩定、視力恢復快等優點。LASIK多用於1000度以下近視以及散光的矯正。

2.鐳射角膜上皮瓣下磨鑲術（LASEK）：LASEK就是用乙醇浸潤角膜上皮後分離出角膜上皮瓣（好比把角膜表面的上皮層揉起來），再予以準分子鐳射切削。但術後短期存在一定程度的畏光、流淚和酸痛等反應，術後需較長期使用激素類滴眼液。LASEK主要應用於低中度近視的矯正。

2.飛秒鐳射手術

飛秒鐳射是一種以脈衝形式運轉的紅外線鐳射，它能聚焦到比頭髮直徑小得多的空間區域，進行精細的切割。飛秒鐳射能在角膜基質中進行精確的掃描，並按照預先設計的深度製作出角膜瓣，角膜瓣的厚薄均勻一致。

此外，飛秒鐳射製作角膜瓣掃描的速度會更快，穩定性更高，術後的組織反應更輕。與傳統LASIK相比，飛秒鐳射製作的角膜瓣更薄、更均勻、更光滑。飛秒LASIK是當前主流的角膜鐳射手術。

全飛秒鐳射術是在電腦的控制下，飛秒鐳射在角膜基質層製

作出一個透鏡，進而實現屈光矯正。該手術方式的優點在於只需飛秒鐳射一種儀器即可完成，能最大限度減少組織的創傷，術後角膜的生物力學穩定性更高。

全飛秒鐳射術包括微小切口透鏡切除術（SMILE）和飛秒鐳射基質透鏡切除術（FLEx）兩種。其中飛秒鐳射微小切口基質透鏡切除術（SMILE）是對角膜僅作3~5mm的側切口，順著切口分離並取出角膜透鏡組織。整個過程沒有掀開角膜瓣，實現了真正意義上的微創，術後修復快，乾眼少。

3.有晶狀體眼人工晶狀體植入術

這種手術的原理及優點在於：植入眼內人工晶狀體可以滿足超高度近視的矯正需要，並且手術操作具有可逆性。因其保留了自身晶狀體的調節功能和角膜的完整性。這種手術，實際上是把「鏡片」由戴在眼外移到眼內。手術效果較好，矯正屈光範圍大。

根據人工晶狀體植入位置的不同，可分為前房型、虹膜夾持型以及後房型三種：

1.後房型人工晶狀體（ICL）：最常用。晶狀體植入虹膜與晶狀體間隙之間，具有良好的光學性能和生物相容性。另外，帶散光度數的TICL在矯正高度近視的同時，還可完全矯正600度以下的散光。

2.虹膜夾持型人工晶狀體：通過人工晶狀體兩側袢夾住中周

部的虹膜組織而達到固定效果。術後可能產生人工晶狀體脫位、瞳孔變形和色素脫失。

3.前房型人工晶狀體：把晶狀體植入前房虹膜前，兩端固定於房角。由於術後易產生角膜的相關併發症，故該手術方式推展明顯受限。

4.後鞏膜加固術

鞏膜加固術是防治病理性近視的一種積極手段。病理性近視是由於眼軸的拉長和過度牽引所導致，可出現後鞏膜葡萄腫、黃斑變性、黃斑出血等眼底改變。後鞏膜加固手術可有效阻止眼軸進一步變長，減緩近視及近視眼底病變的發展，但它不能減少近視屈光度，也不能提高視力。

● 三、屈光手術術前、術後須知

1.就診前停戴軟性隱形眼鏡1周，硬性角膜接觸鏡（RGP）4周。

2.就診時提供詳細的病史：包括患者近視的年數、近年有無度數加深、戴眼鏡的種類（框架眼鏡或隱形眼鏡），是否有眼部手術史、有無其他眼病、全身性疾病及家族遺傳病等。瘢痕體質、妊娠哺乳期的患者不宜進行角膜鐳射手術。

3.術前檢查：為確保手術的安全，盡可能排除手術的禁忌

症，全面細緻的術前檢查是非常必要的。一般包括：裸眼視力、眼壓、眼軸長度、角膜地形圖、角膜厚度、自然瞳孔下及散瞳後的驗光度數和最佳矯正視力、裂隙燈顯微鏡眼前節和眼後節檢查等。擬行晶狀體植入者還需檢查前房深度、角膜內皮細胞計數及計算人工晶狀體度數。特殊情況下，需檢查光學相關斷層掃描（OCT）、超聲生物顯微鏡（UBM）和視野。

　　4.術前準備：做好單眼注視訓練，緩解心理壓力。擬行ICL植入患者需提前行虹膜鐳射打孔，預防術後可能出現的高眼壓。

　　5.術後定期復查（詳見後文）。

◉ 四、關於鐳射手術後度數的反彈

　　我們將鐳射術後屈光度數的反彈現象稱為：屈光回退。造成屈光回退是多因素的：

　　1.一般與角膜傷口癒合反應有關：這種反彈度數有限，並且是可預計的。術後3~6個月內發生的屈光回退與角膜創傷癒合、修復有關。術後的眼藥水規範應用可控制反彈度數。鐳射術後時間越長越不易發生「反彈」。

　　2.術後不正確的用眼習慣：較長時間近距離用眼，過強、過弱光線，或走路乘車看書等一些易使正常眼睛視力下降的不好的用眼習慣，也可能引起度數回升。

3.手術前的近視度數其實沒有穩定，術後一二年出現新的近視或眼軸延長，而患者誤以為是「反彈」。

總的來說，術後出現新的近視不一定是反彈，需要眼參數檢測後分析評定。

事實上，規範的屈光手術後出現反彈只是少數，絕大多數情況下的「反彈」也是可以預測的。「反彈」量相比原有的近視度數通常不超過5%。超高度近視的晶狀體屈光手術，如ICL植入術，不存在反彈。

然而，近視眼手術「反彈」也是可以干預的。其有效方法是：

1.提前設計：在手術設計的時候，如果根據年齡、基礎度數和進展狀況等判定會「反彈」50度，可以多做掉50度（當然不是寫的這樣簡單，必須經過精確的計算！），等術後3~6個月穩定下來，屈光度就非常接近「0」了。

2.術後用藥：手術後醫生開的眼藥水，也是一個很可靠控制角膜增殖的方法，只要患者術後按醫囑用眼藥水，也可以阻止一部分「反彈」的發生。

3.補充手術：如果確定是「反彈」，檢查後確認是角膜增殖、中央區厚度增加引起，待手術穩定後，再經過全面檢查復核，若符合再次手術條件，謹慎觀察一段時間後，也可以做手術進行補充矯正。

◉ 五、關於近視眼手術後的復查

屈光手術後復查目的何在？答案是：為了安全、有效、穩定、可靠！

復查的內容包括：

1.裂隙燈檢查：術後次日的復查對於患者是很重要的，主要觀察傷口、角膜上皮、角膜瓣的癒合，防治發炎（感染）。

2.視力：每次復查一定要查視力。

3.屈光度：視力是怎麼改善的？是因為近視度數被消除了才獲得的，所以術後的度數檢測一定是不能缺少的內容。

4.眼壓：一些患者應用激素眼藥水可能超過2周（較長期應用），激素眼藥水可能會導致眼壓升高，故在用藥期間，建議每2~3周需要測量一次眼壓。

5.角膜地形圖：鐳射使角膜變得平整。那麼，要觀察鐳射落在角膜上的位置和大小以及可能會發生的波動，就要檢查角膜地形圖。

對於一些特殊的患者還可選擇性測量對比敏感度、波前像差、淚膜穩定性等。

請記住，術後患者應按醫囑在手術醫院或就近醫院定期復查。

第十篇

近視眼的預防

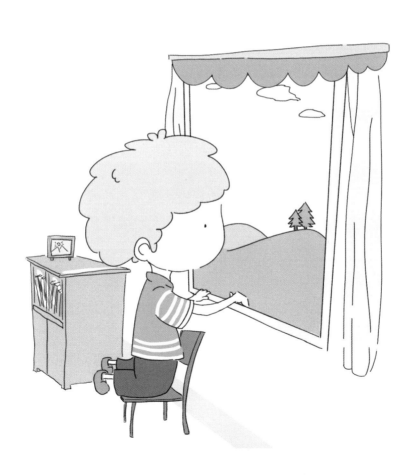

◉ 一、近視眼防治新概念

關於近視眼的預防，很多人在問：年年月月天天講預防近視眼，怎麼患近視的人卻越來越多？的確，從統計資料看，近年來近視確有增多趨勢。究其主要原因：

一是沒有採取（落實）近視防治綜合措施。

二是以往有些措施不科學，方法不正確，產品缺監管。

三是社會越來越資訊化，人們生活、學習、工作方式變化大。

下面就近視眼綜合防治理念、方法等變化，我們作如下歸納、比較、分析和宣導。期望專業人士、廣大家長、兒童青少年和社會各界能從中有所啟迪、有所幫助。

兒童近視眼防治綜合措施的變化與比較

	過 去	現 今
防治理念	調節放鬆為核心	增加調節靈敏度與幅度，減少旁中心遠視離焦
驗光處方	近視低矯，遠視足矯	根據調節眼位對近視與遠視科學處方
驗光方法	電腦驗光為主	醫學驗光
鏡片採用	框架眼鏡、雙光鏡、漸進多焦鏡為主	框架眼鏡、隱形眼鏡、角膜塑形鏡合理選擇

	過　去	現　今
防治選擇	以調節放鬆的減負鏡、抗疲勞鏡為主、近視治療儀	僅調節過強及內隱斜者用調節放鬆鏡
用眼衛生	少看或不看電腦	強調30~45分鐘看近後遠眺5~10分鐘
屈光追蹤	視力不合格時去醫院檢查	建立屈光發育檔案、及早發現近視高危兒童，重點防治
運動、活動	強調眼睛保健操	強調體質改善與戶外活動、增加調節靈敏度與幅度活動，如打乒乓球等
飲食方面	無特殊要求	避免過度甜食
光照條件	不要在強光、暗光下讀寫	避免睡眠光照、合理採光、預防光污染

◉ 二、早發現、早檢查、早干預

　　對於現今龐大的近視群體，已遠不是眼科醫生和眼鏡店就能解決的事。應舉全社會之力，共同應對。這也是家長、醫生、學校或幼稚園教師、廣大青少年兒童乃至全社會共同的責任和義務。

　　近視眼的預防與治療不能偏頗，更不能重治療輕預防。兒童青少年近視眼的防治，越早發現，越早採取干預措施，孩子的視

力受損就越輕，視力保護也就越及時。

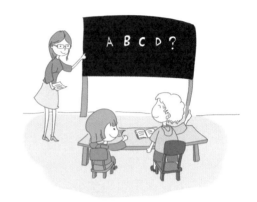

1.早發現：家長和幼稚園老師思想上要有關注兒童眼睛健康的意識。首先，不要等到發現孩子視力有問題時再去做檢查，正所謂防患於未然；一旦發現孩子看遠處物體、看電視、看黑板，喜歡瞇眼或歪脖子等，要想到孩子是否患了近視？

2.早檢查：當懷疑孩子可能有近視時，要請醫生檢查。老師、家長在兒童入幼稚園前或入學前，帶孩子去醫院做一次正規的眼屈光檢查。預防保健機構醫生可在幼稚園、學校進行定期或不定期的眼科篩查和隨訪。

3.早干預：當通過檢查確定孩子患有近視、遠視等屈光不正時，要按照醫生建議採取積極應對措施，儘早干預，防止斜視、弱視的發生。如此這般，對這些兒童來說，將會終身受益。

三、增加戶外活動能預防近視

目前，青少年近視的發生率呈逐年上升趨勢，特別是患高度近視的兒童越來越多。長時間的看近用眼，特別是過多使用電

腦、手機，戶外活動少是造成近視患病率高的主要原因之一。

早前，澳洲等地的醫生研究發現，每天3小時的戶外活動可以大大降低青少年的近視發生率。基於這樣一種事實，就有專家提出：「望遠是防『近』之本」。所以，應想方設法讓孩子望遠。此法雖然簡單，但對防止近視的進一步發展作用不可小覷。可見，增加兒童戶外活動能有效預防近視的發生和發展。

然而，在考試教育占主導的今天，要想保證孩子每天足夠的戶外活動量常不易做到。真正屬於他們自己支配的時間並不很多，除了要完成日常學校所安排的各項家庭作業，孩子們在週末時還要為各種科目的補習班以及才藝興趣班忙碌。做家長的也著實顯得有些無可奈何。

為此，專家們建議：增加課間休息、上學路途中和放學後的戶外活動，每週7小時以上的時間。每天增加學生的戶外活動時間，就能有效延緩近視的進展。這當然需要學校和每一個家庭共同努力，共同安排好孩子們的戶外活動。比如：

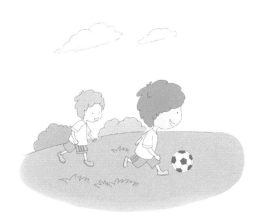

1.學校可多安排一些學生感興趣的體育活動，如打乒乓球等。

2.鼓勵適當增加孩子課外的活動範圍，加入學校裡的興趣社團等。

3.社區也可以添加些戶外活動的設施，使孩子娛樂中不再單獨依賴電腦。

4.家長們應多留意，孩子運動時讓他們有意識地訓練同時看遠和看近的目標，提高眼睛看遠和看近調節的靈敏度與幅度。

◉ 四、從iPad的使用談正確讀寫姿勢

如今，越來越多的電子產品走進人們的生活，讓我們的工作、學習、生活增色不少。但同時，孩子們在玩手機、電腦時，常喜歡近距離用眼，很多小朋友眼睛與電子螢幕的距離只有20cm，這對眼睛的損害很大，容易加快近視的發展。

而不單單是電子產品的使用，平日裡各種讀寫習慣包括讀書時坐姿、握筆姿勢等，都會影響近視的發生發展。這些不良習慣

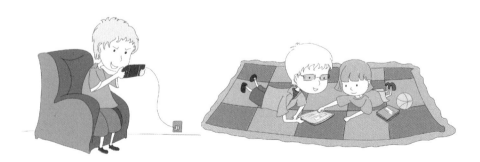

為什麼會導致近視發生呢？因為看東西距離越近，眼睛的肌肉就越緊張，眼疲勞的狀況就越容易發生。因此，保持正確的讀寫姿勢，防止長時間的近距離用眼，對於近視的預防是十分重要的。

正確做法如下：

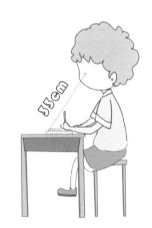

1.眼與書本之間的距離應保持33cm（一尺）距離。

2.注意勞逸結合，每次閱讀30~45分鐘後，應讓眼睛休息放鬆5~10分鐘，儘量向遠處眺望。

3.讀寫姿勢端正，避免歪頭寫字、趴著或者躺著看書等不良習慣，握筆距離筆尖3cm（一寸）遠，拇指放在中指上，不要擋住筆尖。

4.選擇桌椅的高度要合適，不能差距太大；胸部離桌沿約10cm左右。

5.房間的亮度要合適，避免強光或暗環境下用眼，電視、電腦螢幕的色調、亮度要調好。

五、避免過度甜食，對預防近視有作用

早些時候，德國有學者就發現：甜的食品與近視的發生有一定關聯性。也就是說，兒童青少年如果過多食用含糖的食品，將

會導致近視眼的發生和發展。

如今市面上，充滿了大量含糖食品，如奶油蛋糕、麵包、巧克力、甜飲料等，這些甜的食品甚至成為許多小朋友的最愛。但同時，很少有人意識到過多吃甜食可能促進近視的發生、發展。眼科大夫發現，平日裡愛吃甜食的小朋友近視的度數會相對偏高，近視發展也相對較快。

事實上，要想讓孩子不吃甜食是辦不到的，也沒那個必要，不吃甜食也不科學。只是建議：控制或減少甜食的攝入量，防「甜」過度，糾正偏食，均衡飲食，以保證各種維生素和微量元素的均衡和合理攝入。

醫生提醒：適度食用甜食，可以讓孩子健康快樂生長；避免過度甜食，對預防近視有作用！

六、合適的照明條件對控制近視有幫助

家長們經常會提這樣一個問題：選一個怎樣的燈，才會對孩子的近視控制有幫助呢？這個問題真的很重要。

不合適的照明條件會直接對近視眼的發展產生不良影響。前面「光污染與近視眼」章節，我們已經提到，過強的照明光線會直接損傷眼的角膜、虹膜以及視網膜；而當照明光線過暗時，同樣也會加重眼的調節負荷，引起視疲勞，從而使近視發展加快。

合適的照明條件包括：

1.學習空間光線充足，牆面儘量刷白。

2.不在陽光直射或暗光下學習。

3.室內照明儘量使用自然光線，門窗以及牆面應清潔明亮。

4.人工照明光線應適度，無眩光和閃爍。

5.減少睡眠時的光照，對於兒童青少年近視的防治很重要。

七、眼睛保健操的作用

　　眼睛保健操是依據中醫學針灸眼周圍穴位原理而產生的。與此同時，關於眼睛保健操能否有效預防近視，多年來一直存有爭議。例如，2012年，一則「眼睛保健操無用論」的報導在網上一時間成為媒體關注的熱點。有人質疑：「全世界只有中國在做眼

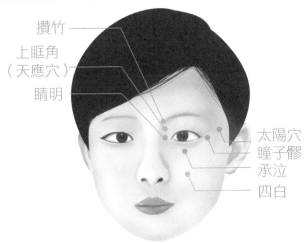

攢竹
上眶角
（天應穴）
睛明
太陽穴
瞳子髎
承泣
四白

睛保健操，為什麼國內近視眼的發病率卻越來越高？」為此，輿論就眼睛保健操是否真能有效預防近視展開了激烈的討論。支持一方認為，眼睛保健操可通過按摩相關穴位起到改善眼部血液循環、放鬆睫狀肌的作用，進而緩解眼睛疲勞；反對一方則認為，眼睛保健操能否有效預防近視尚缺乏有力的證據，並且緩解眼睛疲勞並未見能直接預防近視的進展。

儘管關於眼睛保健操預防近視的爭議還在繼續，但眼睛保健操對眼睛疲勞具有緩解作用已被大家所接受。況且在持續近距離用眼之後，閉上雙眼，按摩一下眼周相關穴位，使小朋友們的眼睛得到適當休息放鬆，其作用應該是正面的。

八、近視治療儀有什麼作用？

如今，近視治療儀種類繁多，主要作用是消除眼疲勞。一般認為，其改善視力的效果是暫時、功能性的。關於近視治療儀臨床確切療效的分析評定尚無定論。

目前，市面上使用的近視治療儀主要有：

1.視力矯正儀：應用電腦技術，結合視覺機制設計研製而成的一種治療近視的儀器。其原理是利用光學成像法，使眼睛做往返對焦調節運動，從而緩解睫狀肌的痙攣狀態，改善眼睛的調節功能，使視力提高。

2.電子按摩儀：通過按摩穴位，促進眼部血液循環，緩解眼肌痙攣，提高視力。

3.理療眼鏡：根據磁場生物效應，作用於眼周的穴位，提高機體組織活力，改善眼周血液循環及組織代謝，改善視力。

4.醫療級近視治療器。

⬤ 九、近視有藥物治療嗎？

經常有家長帶孩子去醫院做視力檢查，一旦發現孩子近視了，就憂心忡忡：孩子近視了，這可怎麼辦呢？有沒有藥物可以治療近視或者減緩近視的發展？

嚴格地講，目前還沒有一種藥物能完全控制近視的發展，也沒有一種藥物可以治癒近視眼。而針對一些兒童的低度或調節性近視，醫生有時也會開出一些睫狀肌麻痹滴眼劑，藉以減緩近視的發展。

M受體阻滯劑

曾經有一位家長在某位醫生指導下，堅持每天晚上睡覺前給已經近視的孩子塗阿托品眼藥膏，但是孩子在用藥幾天後出現看書不清楚，在書本放遠距離後可以看清文字，同時在戶外活動時會怕光、眼睛睜不開甚至流淚等狀況，很是著急。只好找醫生問問究竟？

1.阿托品：阿托品是一種臨床常用的睫狀肌麻痺藥，常用於兒童驗光前散瞳，它也是目前唯一公認能用於預防和治療近視的藥物。國內外的臨床研究發現，不同濃度（0.01%、0.05%、0.1%和1%）的阿托品都可以減緩青少年的近視進展，而且藥物濃度越高治療效果越明顯，與此同時，用藥後的不適症狀也隨之加重。目前尚無廣泛應用阿托品治療近視眼的研究報告。

阿托品滴眼的常見副反應：瞳孔散大、看近困難、過多光線入眼引起晶狀體和視網膜的損傷、眼瞼皮膚過敏、面部潮紅等。

2.呱侖西平：呱侖西平是一種選擇性M1受體阻滯劑，因為對眼睛的特定組織發揮作用，對眼睛調節力和瞳孔的影響比阿托品小，對近距離用眼和學習基本沒有影響。但臨床研究發現，呱侖西平對近視的控制作用尚不十分顯著，其確切療效尚需進一步研究。

呱侖西平的常見副反應：瞳孔散大、眼瞼紅斑和眼部刺痛。呱侖西平的臨床應用時間不長，關於其副作用的報導較少。

其他

用於近視驗光散瞳劑，如環戊通、托吡卡胺以及消旋山莨菪鹼均處於探索應用中。

有資訊顯示，有大量的關於近視防治的藥物正在基礎研究中，如選擇性M受體阻滯劑、多巴胺受體激動劑等。期待這些藥物能夠給廣大患近視的青少年兒童帶來福音！

◉ 十、降眼壓藥能減緩近視的發展嗎？

案例：一位家長帶著孩子來到眼視光門診，說她的孩子近一年來近視增長很快。專家在給孩子進行了驗光、檢測眼壓、眼軸長度測量之後，建議孩子使用降眼壓眼藥水。可是家長不解地問：我的孩子是近視，怎麼要用青光眼患者才使用的降眼壓眼藥水呢？難道孩子除了有近視外，還有青光眼？心中甚是緊張和疑惑。

其實，這位家長的小孩並沒有患青光眼。那麼，這樣用藥的依據是什麼呢？要知道，高度近視眼與青光眼有著千絲萬縷的緊密聯繫，那麼對近視度數加深較快的兒童給予降眼壓眼藥水是否可以讓近視進展慢下來，起到類似「剎車」的作用呢？

一項國外持續2年的近視兒童觀察發現，眼壓高於16mmHg的兒童近視度數加深顯著快於那些眼壓低於16mmHg的兒童，而且眼軸增加也更快。但另一項耗時5年的兒童近視控制研究發現，眼壓並沒有與近視進展和眼軸變化存在必然的相關性。對於這樣矛盾的結論，我們需要採取科學的態度、謹慎的分析，探尋隱藏的真相，開展更加高品質的臨床研究。

如果說降眼壓藥用於預防近視，其有效性尚待觀察；那麼，醫生也只對那些高度近視同時眼壓正常偏高者，謹慎使用降眼壓藥，以求達到減緩近視發展之目的。而不會作為一種常規用藥。

十一、近視眼的中醫療法

在近視眼領域，中醫學也在進行積極有益地探索。中醫理論認為，近視的發病，是臟腑陰陽失調和氣血功能紊亂所致，應當結合全身和眼部的症候表現進行整體辨證施治。

常見的中醫治療近視方法包括中藥治療、針灸治療和穴位按摩三種。目前，中醫中藥治療近視主要適用於調節性（假性）近視以及輕度近視，對於高度數近視主要探尋起到延緩近視加深的作用。

1.中藥治療

根據中醫的經典傳統理論，近視發生的本源是臟腑尤其是肝腎的功能失調。中藥治療近視眼主要針對補腎調肝、疏經活絡。

中醫將近視眼分為以下四型：

1.肝氣鬱結型。治法：疏肝解鬱。

2.脾腎二虛型。治法：健脾補腎。

3.肝腎不足型。治法：補益肝腎。

4.心氣虛弱型。治法：補心安神。

此外，除了常規的湯劑、口服液、丸劑等劑型外，中藥亦已被製成眼藥水，如夏天無滴眼液、珍珠明目滴眼液等。

2.穴位按摩法

由於眼球周圍的穴位較多，按摩這些穴位可刺激眼部周圍神

經感受器和末梢血管，改善眼部組織的血液循環和代謝。中醫的觀點認為，穴位按摩可起到疏通經絡、調和氣血，進而放鬆眼的調節、緩解視疲勞並改善視力。按摩療法主要適用於輕度且短期近視的兒童患者。此方法簡便易行、副作用小，但持續作用時間短。

內臟的病變可以通過經絡反映到耳廓的相應部位（耳穴）上來，實際操作中常選取的穴位是耳穴。方法包括針刺、埋針、貼壓和按摩。

3.針灸療法

針灸治療近視主要適用於調節性近視的治療。針灸治療近視取穴主要是眼周局部的穴位和四肢的穴位，通過刺激這些穴位，起到疏經活絡、行氣活血、補益肝腎之陰血、振奮陽氣的作用，從而明目。針灸治療近視的適應人群為8~16歲、短期內視力有下降的患者。其療程與療效存在個體差異。

◉ 十二、建立健全兒童屈光發育檔案

建立健全兒童屈光發育檔案的最大意義在於：將測定屈光狀態作為體格檢查，作為及早發現疾病，早期查出近視高危患者，將其作為重點防治對象！

所謂兒童屈光發育檔案，就是為每位孩子建立一本詳細記

錄眼睛發育階段眼球變化的檔案記錄。如定期篩查近視、高度遠視、弱視、斜視等眼器質病變，以便及早發現異常，以便及時干預和治療。

兒童的眼球處於生長發育之中，其整個過程中屈光狀態也處於不斷變化。兒童出生時多為遠視眼，到青少年期變為正視狀態，再進一步進展為近視。在這一過程中，眼球各屈光參數不斷發生改變。比如，兒童的前房深度隨年齡增加而逐漸加深，至青年期達最深值；晶狀體在剛出生時近乎球形，隨著年齡的增長逐漸變平、厚度變薄；眼軸長度在正視化過程中不斷延長。建立兒童屈光發育檔案就是有計劃地瞭解、記錄兒童屈光發育過程屈光參數的變化，主要對象為3~12歲的兒童，通常每間隔6個月進行1次屈光檢查。

屈光發育檔案主要的測量指標包括：

1.視力：包括裸眼視力、戴鏡視力、矯正視力等。

2.主觀驗光的屈光度數：包括小瞳孔下驗光、擴瞳驗光。

3.角膜屈光力及曲率半徑：正常的角膜屈光力約為+43D，正常的角膜曲率半徑約為7.8mm，兒童過早出現較同齡偏高的近視度數需要測量上述兩值。

4.眼軸：眼軸是隨著兒童的生長發育處於不斷增長中。從剛出生時的16mm快速增加至3歲時的19.5mm；而在3歲後至18歲眼軸的增長放緩，由19.5mm逐步增加至23mm。

5.前房深度。

6.眼壓：眼壓的正常範圍是10~21mmHg。

7.身高：研究表明，身高較高的兒童眼軸較長，更趨於近視。

8.體重：體重較重的兒童則表現出較低體重更短的眼軸，更趨遠視。

建立健全兒童屈光發育檔案可動態觀察屈光的進展變化，早期發現異常的屈光情況並篩查出弱視、斜視等眼器質病變。此外，瞭解各年齡段兒童的屈光參數，可用於建立兒童屈光發育的資料庫，有助於瞭解近視發生發展的規律，從而為臨床評估及干預提供科學依據。

第十一篇

弱視

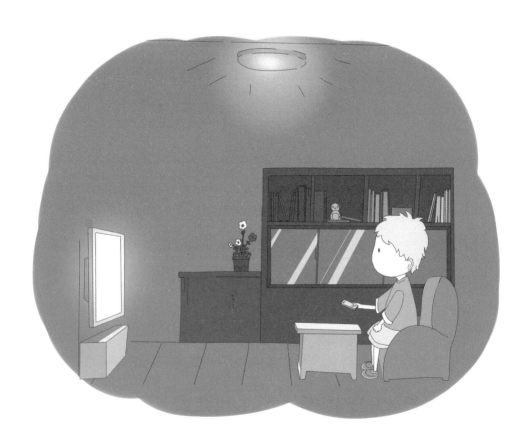

◉ 一、何為弱視？

1.弱視的概念

通常認為，在視覺發育期間，各種原因導致的視細胞有效刺激不足，造成矯正視力低於正常同齡兒童，被認為是弱視。它是一種可治性眼科疾病。形成弱視的原因不是單一的。如斜視、屈光不正、先天性白內障、角膜瘢痕等均可導致視覺發育受阻，從而形成弱視。弱視既可發生在單眼，也可發生在雙眼，而以單眼較常見。有統計顯示，在兒童青少年群體中弱視的發病率約3%左右。

2.弱視相關的常見眼病

1.斜視。

2.屈光參差及屈光不正。

3.上眼瞼下垂。

4.先天性白內障。

5.角膜病變，如白斑、混濁等。

6.黃斑病變。

◉ 二、弱視是怎樣分類的呢？

1.依據病因分類

1.斜視性弱視：當斜視發生時，為避免複視，大腦皮層會抑

制斜視眼的視覺衝動，斜視眼的黃斑功能被抑制，因而形成弱視。

2.屈光參差性弱視：當左右兩眼度數相差較大時，大腦會主動抑制度數高的眼睛獲得的模糊物像（常雙眼相差300度以上），屈光度較高的眼繼而發生了弱視。

3.形覺剝奪性弱視：嬰幼兒時期，由於眼前視路的遮擋（如角膜混濁、白內障等），光刺激不能充分進入眼內，剝奪了黃斑接收光刺激的機會而產生的弱視。

4.屈光不正性弱視：多為雙側性，發生於沒有戴矯正眼鏡的高度屈光不正患者，多見於遠視/散光，或高度近視。

2.依據弱視的程度分類

1.輕度弱視：矯正視力0.6~0.8。

2.中度弱視：矯正視力0.2~0.5。

3.重度弱視：矯正視力≤0.1。

以上為成人的弱視程度分類標準，兒童的弱視評定不可參照此標準。

三、弱視可形成斜視，斜視可導致弱視

斜視與弱視常互為因果。在弱視群體中，最常見的為斜視性弱視，且所占比例也較大。從體徵表現上來看：斜視是眼位異

常，弱視是視力異常。然而，彼此常相互關聯，同時存在。

1.斜視可導致弱視：弱視如果發生在單眼，患兒有斜視或曾經有過斜視，多見於年齡較小的兒童。這是由於大腦視皮質為防止複視，主動抑制斜眼形成的模糊物像的視覺衝動，長期抑制，終將形成弱視，這也就是「用進廢退」的道理。

2.弱視可形成斜視：視覺抑制和弱視只是量的差別，通常為斜視眼注視時，可以解除抑制，而弱視則為持續性視力減退。斜視發生的年齡越早，產生的抑制越快，而弱視的程度也就越深。反過來，弱視發生的年齡越小，弱視越重，更進一步加速斜視的發生、發展。

◉ 四、矯正視力小於0.8就是弱視嗎？

經常會有家長詢問，孩子的眼睛視力不太好，算不算是弱視？究竟視力多少才算是弱視呢？

根據中華醫學會眼科學分會斜弱視學組專家共識：凡眼部無明顯器質性病變，最佳矯正視力低於0.8，或者兩眼的視力相差兩行以上，即稱之為弱視。

兒童的正常視力範圍：

3~5歲兒童：正常視力下限為0.5。

6~7歲兒童：正常視力下限為0.7。

8歲以上兒童：正常視力下限為0.8。

由此可見，對於不同年齡的兒童，界定弱視的視力數值是不同的。不能把視力多少作為弱視的唯一標準，必須同時考慮年齡這一重要因素。

五、弱視的檢查有哪些？

弱視的評判，需要在進行系統的檢查之後得出。

弱視的常見檢查項目包括：

1.視力檢查：包括遠、近視力。

2.外眼檢查：排除角膜疾病、白內障以及上眼瞼下垂等。

3.眼底檢查：包括玻璃體及視網膜的檢查。

4.屈光檢查：醫學驗光確定屈光度數。

5.斜視檢查：包括檢查眼球運動、斜視角、遮蓋試驗。

6.注視性質檢查：判斷中心注視還是旁中心注視。

此外，部分患者可選擇性進行雙眼單視檢查、融合功能檢查以及立體視覺檢查。

六、如何幫助孩子進行弱視治療？

當醫生告知孩子發生了弱視時，一些家長常常一臉茫然，不

知所措。那麼，孩子患了弱視該怎麼辦呢？

1.弱視是可治的

首先要明白：弱視是可治的。當然，由於弱視發生的原因不盡相同，其療效預後也是有差別的。如先天性和形覺剝奪性弱視，治療預後一般較差。

關於弱視的治療，應該說有其一定的系統性。簡而言之，防治弱視要素是：早發現、早治療，要堅持。

早發現是關鍵，早治療是重點。原則上，就是在一定的年齡（通常要小於12歲）段內，治療原有疾病，矯正屈光不正，用增加視覺刺激等方法對弱視眼進行矯正、治療、訓練。

臨床結果顯示：弱視的治療效果與年齡成負相關，即：年齡越大，療效越差；年齡越小，療效越好。其次，還要對臨床治癒的弱視進行門診隨訪觀察，一旦發現有復發時，還要進一步鞏固治療。

2.持之以恆，讓孩子有一定依從性

家長和孩子都必須懂得：弱視治療不是一日之功。更不是配一副眼鏡或買一台近視治療儀就能解決的事。當醫生給予明確的弱視診斷之後，首先會採取有效方法治療引起弱視的某些疾病，如治療上眼瞼下垂、角膜疾病，以及驗光配鏡等。然後接下來，就是要醫生、家長和孩子來共同應對了。

作為家長，要和孩子一起建立信心和恆心。不要隨意中斷治

療，從而留下視力終身不能恢復正常的憾事。按照醫囑，完成規定的治療方案並持之以恆。治療過程中，盡力培養孩子對治療的依從性，以求療效最大化，力爭早日痊癒。

3.弱視常見的治療方法

我們已經介紹，弱視常由某些眼部疾病引起。那麼，首先要矯正和治療引起弱視的某些眼病，然後或同時進行弱視矯治。

單就弱視而言，其治療方法有：

1.遮蓋治療：顧名思義，該方法就是通過完全遮蓋優勢（健側）眼，消除其對弱視眼的抑制作用，從而提高弱視眼的視力。

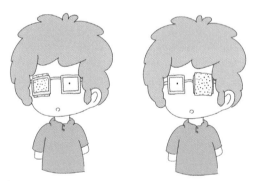

2.壓抑治療：不同於完全遮蓋，這是通過抑制優勢（健側）眼，解除其對弱視眼的抑制作用，從而訓練提高弱視眼視功能。方法如下：

●優勢（健側）眼鏡片上貼半透膜。

●1%阿托品散瞳優勢眼後戴足矯鏡片，弱視眼戴過矯鏡片用以看近。

●1%阿托品散瞳優勢眼後戴過矯眼鏡，弱視眼戴足矯鏡片用以看遠。

●1%阿托品散瞳優勢眼後戴欠矯眼鏡，弱視眼戴足矯鏡片用以看遠。

3.精細作業：通過強迫弱視眼專注某一細小目標，使弱視眼受到刺激以解除抑制：包括穿針、描畫、插板等。

4.視覺刺激療法。

5.旁中心注視。

◉ 七、弱視治療療效的基本評價

無效：視力無提高。

進步：視力提高兩行以上。

痊癒：視力在0.8或以上。

治癒：經過3年的隨訪，視力保持正常。

提醒：弱視臨床治癒後，建議繼續鞏固治療3個月，以防止弱視復發。

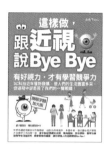

國家圖書館出版品預行編目資料

這樣做,跟近視說Bye Bye / 董子獻, 周行濤著.
-- 初版. -- 新北市：金塊文化, 2016.03
144 面；17 x 23 公分. -- (實用生活；25)
ISBN 978-986-92883-0-9(平裝)
1.近視 2.視力保健
416.765   105002800

實用生活25

這樣做，跟近視說Bye Bye

金塊 文化

作　　者：董子獻、周行濤
發 行 人：王志強
總 編 輯：余素珠
美術編輯：JOHN平面設計工作室

出 版 社：金塊文化事業有限公司
地　　址：新北市新莊區立信三街35巷2號12樓
電　　話：02-2276-8940
傳　　真：02-2276-3425
E - m a i l：nuggetsculture@yahoo.com.tw

匯款銀行：上海商業銀行 新莊分行（總行代號 011）
匯款帳號：25102000028053
戶　　名：金塊文化事業有限公司

總 經 銷：商流文化事業有限公司
電　　話：02-55799575
印　　刷：大亞彩色印刷
初版一刷：2016年3月
定　　價：新台幣230元

ISBN：978-986-92883-0-9（平裝）
如有缺頁或破損，請寄回更換
版權所有，翻印必究（Printed in Taiwan）
團體訂購另有優待，請電洽或傳真